DE L'ABLATION

DES LOUPES, LIPOMES.

OUVRAGES DU MÊME AUTEUR.

DE L'ACTION DES PREPARATIONS D'OR sur notre écono-
mie, et plus spécialement sur les organes de la digestion et de
la nutrition. Brochure in-8°, prix : 2 fr.

DE L'OR dans le traitement des maladies scrofuleuse des os.
Deuxième mémoire communiqué à l'Académie des sciences.
Br. in-8°, prix : 2 fr.

DE L'ACTION EXERCÉE SUR NOTRE ECONOMIE par l'extrait aqueux de noix vomique. Broch. in-8°, prix : 50 cent.

DE L'ANALOGIE et des différences entre les tubercules et
les scrofules; mémoire mentionné honorablement par l'Académie de médecine de Paris. Un volume in-octavo, prix :
4 francs.

Sous presse :

DE L'HYDARTHROSE et de la TUMEUR BLANCHE. Mémoire
mentionné honorablement par l'Académie de médecine de Paris
et honoré d'une médaille d'or par celle de Bruxelles.

PARIS. IMPRIM. DE MOQUET, RUE DE LA HARPE, 92.

DE L'ABLATION

CURATIVE

DES LOUPES, LIPOMES

ET TUMEURS ANALOGUES,

SANS OPÉRATION SANGLANTE.

PAR

M. A. LEGRAND,

Docteur en médecine de la faculté de Paris ; Chevalier de la Légion d'honneur, médecin pendant vingt ans du Bureau de Bienfaisance et membre fondateur de la Société médicale du dixième arrondissement, membre correspondant de l'Académie impériale de médecine de Saint-Pétersbourg et des Académies et Sociétés de médecine de Nancy, Montpellier, Lyon, Dijon, Strasbourg, Amiens, Nantes, Metz et Clermont-Ferrand.

PARIS,

J.-B. BAILLIÈRE,

LIBRAIRE DE L'ACADÉMIE IMPÉRIALE DE MÉDECINE,
Rue Hautefeuille, 19.

1856

A

M. LE DOCTEUR J. B. CAYOL,

Directeur de la Revue Médicale,

CHEVALIER DE LA LÉGION-D'HONNEUR, ANCIEN PROFESSEUR DE CLINIQUE
MÉDICALE DE LA FACULTÉ A L'HOPITAL DE LA CHARITÉ DE PARIS, MÉDECIN
CONSULTANT DE L'INSTITUTION NATIONALE DES JEUNES AVEUGLES
ET DE L'INFIRMERIE MARIE-THÉRÈSE, MEMBRE DE LA SOCIÉTÉ
DE MÉDECINE PRATIQUE DE MONTPELLIER, DE LA SOCIÉTÉ
NATIONALE ET DE LA SOCIÉTÉ ACADÉMIQUE DE MÉDECINE
DE MARSEILLE, DE LA SOCIÉTÉ MÉDICALE D'INDRE-
ET-LOIRE, DE L'ACADÉMIE DES SCIENCES MÉDI-
CALES DE PALERME, ETC.

Témoignage de haute et affectueuse

estime de son ancien élève, et dévoué

confrère.

A. LEGRAND.

AVANT-PROPOS.

Deux considérations, d'un ordre tout à fait différent, m'engagent à ne pas retarder davantage la publication de ce mémoire, dont j'ai eu l'honneur de lire un extrait (1) devant l'*Académie des sciences*. (Séance du 19 juillet 1850.)

La première, et la plus importante, est toute d'humanité. Il s'agit, en effet, de combattre cette opinion, trop généralement répandue, que la présence des tumeurs dont il est question dans ce travail, n'entraîne tout au plus que de légers inconvénients, qu'une incommodité. De sorte que les personnes qui en sont affectées, instinctivement effrayées à la vue du bistouri, redoutant avec raison les conséquences de son application à un mal, qui ne les menace que dans un avenir toujours éloigné, préfèrent attendre, *et attendent indéfiniment* !

Voici alors ce qui peut arriver, et ce qui arrive le plus habituellement : — Ou les *Loupes* et *Lipômes*, mais surtout les loupes, peuvent s'ulcérer, soit spontanément, soit par suite de quelque violence extérieure, et l'on a alors sur la tête une tumeur qui ne fait plus que sans cesse s'emplir ou se vider, ou bien une plaie permanente fournissant une suppuration d'une odeur insupportable et qui peut acquérir, par son contact avec

(1) Voy. *Comptes-rendus des séances* Tom. XXXI°, page 78.

l'air extérieur, de fort mauvais caractères et donner lieu à des accidents pouvant devenir mortels, si, par le fait de quelque excoriation accidentelle dans le voisinage de la plaie, la matière de cette suppuration était absorbée. J'ai été témoin d'un fait, qui a offert ces cruelles conséquences, et que je livrerai à la publicité dans un second travail sur le même sujet. Quand cette première condition se présente, il faut bien alors se faire débarrasser d'un mal entouré d'inconvénients et de dangers réels. Mais alors l'application de ma méthode devient plus difficile, ainsi que je l'ai observé chez une dame que j'ai délivrée d'abord, et avec la plus grande facilité, d'une loupe intacte du cuir chevelu; tandis qu'elle en a conservé une seconde, qui se présentait dans les conditions que je viens d'exposer et qui eût exigé, pour la cure, plus de temps qu'elle ne voulait y consacrer.

Il peut arriver encore, et c'est là le cas le plus fréquent, que ces tumeurs, peu importe le siége, mais surtout quand c'est sur le corps, ainsi qu'il arrive pour les lipômes ; il peut arriver, dis-je, que ces tumeurs acquièrent un volume vraiment exorbitant. Les exemples de ce genre ne manquent pas, et alors même que ces énormes tumeurs ne s'ulcèrent pas (ce qui arrive fréquemment et peut avoir des conséquences mortelles) leur présence, leur poids constituent une incommodité telle, que la vie en est empoisonnée et qu'il faut bien arriver à les faire enlever. Mais ceci n'a jamais lieu qu'à un âge avancé, où les plus petites opérations deviennent dangereuses ; avec d'autant plus de raison que le volume de la tumeur les rend plus difficiles. Un exemple de ce genre vient d'être offert à ma pratique.

Une dame, âgée de soixante-quinze ans, portait à la tête seize loupes ; mais deux entre autres avaient acquis un volume tel qu'il a bien fallu en venir à l'opération. Il lui a été fait une application heureuse de ma méthode (1) ; mais cela n'a point été sans quelques difficultés et même sans quelques périls pour la malade. Or, cette même opération, faite vingt ans

---

(1) Cette opération a été l'objet d'une nouvelle communication à l'*Académie des sciences* (Sé. du 15 nov. 1852).

auparavant , quand ces loupes n'avaient qu'un petit volume, n'eût été presque rien pour l'opérateur et la malade.

Je dois encore signaler un autre danger, dont je donne des exemples dans le cours de ce mémoire ; il peut arriver que les productions pathologiques dont il est ici question, soit par leur action mécanique, soit parce qu'elles sécrètent quelque humeur corrosive, usent les os sur lesquels elles reposent et les percent de part en part. Ce phénomène peut être facilement suivi d'accidents cérébraux mortels, s'il s'est produit sur les os du crâne ; ou bien encore de quelque grave infirmité, s'il se manifeste sur d'autres os concourant à la formation de quelque grande articulation, ainsi que j'en fournis aussi un exemple.

Le second motif, pour publier aujourd'hui mon mémoire, est pris dans des considérations tout-à-fait personnelles.

Ma communication à l'Académie des sciences, a dû nécessairement attirer l'attention des médecins et sur les dangers de l'opération chirurgicale dans le traitement des loupes et lipômes, et sur la possibilité d'en être délivré autrement que par le bistouri ; et voici que depuis quelque temps on voit surgir sur ce sujet quelques publications qui ont un caractère plus ou moins scientifique, ce dont je n'ai point à me préoccuper ; mais qui en ne mentionnant pas d'autres travaux antérieurs sur le même sujet, ne rendent point à ces mêmes travaux toute la justice qui me paraît leur être due. En outre, mais sans doute parceque la communication que j'ai faite à l'Académie des sciences n'est point assez explicite, on attaque plus ou moins directement dans ces mêmes publications, ma méthode, qu'on ne me paraît cependant connaître que fort imparfaitement. En effet, tous les jours de nouveaux faits viennent témoigner de son innocuité en même temps que de son efficacité ! C'est donc pour moi aujourd'hui un devoir de dire, avec tous les détails possibles, comment je procède afin de faire disparaître de la thérapeutique de presque toutes les tumeurs, qui peuvent se développer à la surface de notre corps, l'emploi du bistouri comme inutile et souvent dangereux. Si en entrepre-

nant cette tâche, il se fait que j'aie vraiment rendu quelque service à l'humanité, si je suis assez heureux pour avoir ouvert
à l'art de guérir une voie presque nouvelle, si mes confrères
veulent bien m'y suivre et dire que je les y ai précédés,
oh ! alors je me croirai amplement récompensé de mes efforts,
et je n'aurai plus qu'à remercier la Providence d'avoir été un
jour heureusement inspiré.

Je dois dire maintenant quels sont les motifs qui m'ont en-
gagé, je me trompe, qui m'ont fait un devoir de dédier ce travail à M. Cayol. Cet honorable professeur, qui a été un de mes
maîtres, employait depuis longtemps pour détruire les loupes
des procédés, sinon tout-à-fait semblables, du moins fort analogues aux miens : à ce titre, il aurait de véritables droits à une
réclamation de priorité, sur laquelle il veut bien ne pas insister ;
ce dont je le remercie, en même temps que je le prie de prendre,
sous sa bienveillante et savante protection, ce modeste travail.

DE L'ABLATION CURATIVE

DES

LOUPES, LIPOMES ET TUMEURS ANALOGUES,

SANS OPÉRATION SANGLANTE.

1. La meilleure manière d'entrer en matière est de commencer par les deux observations, qui m'ont inspiré la pensée de ce mémoire je les recommande en conséquence à l'attention du lecteur.

Obs. I. — Le 22 avril 1844, j'eus à constater le décès de Madame la duchesse de L*** : c'était encore, peu de temps avant le cruel événement qui l'enlevait à sa famille et à la société, une femme jeune et réunissant toutes les conditions pour vivre heureuse et longtemps. Elle venait de succomber aux suites d'un érysipèle de la face et du cuir chevelu, qui s'était développé deux jours après l'ablation de deux loupes, qu'elle portait sur la tête. Indépendamment de la simplicité de l'opération, je dirai qu'elle avait été faite par une main trop habile et trop exercée pour qu'on pût attribuer ses suites fatales à quelques manœuvres maladroites (c'était le professeur Blandin, enlevé si jeune à la science et de si regrettable mémoire, qui avait opéré Madame de L***.) ; il fallait donc les rapporter à la nature de l'opération elle-même, qui dans certains cas peut déterminer le développement d'une maladie souvent mortelle, quand elle a pour siége la face ou le cuir chevelu, et à plus forte raison l'une et l'autre.

Ce fait m'en rappela un autre du même genre, mais qui avait eu des résultats bien différents ; en le relatant ici, j'entrerai tout-à-fait dans mon sujet.

Obs. II. — En 1859, le 9 octobre, je fus appelé auprès de

Madame R***, qui portait sur la tête neuf loupes de diverses grosseurs. Elle désirait en être débarrassée ; mais elle y mettait la condition expresse que j'eusse à atteindre ce résultat, *sans avoir recours à aucune opération sanglante !* Je ne dissimulerai pas que la solution du problème, posé dans ces termes, me parut d'abord assez difficile. Cependant, après y avoir réfléchi, voici comment je procédai :

Je commençai par couper avec soin, à l'aide de ciseaux courbes sur leur tranchant, tous les cheveux qui recouvraient deux de ces tumeurs et même autour de leur base, puis je traçai partant d'un point de cette base pour gagner le point opposé, deux lignes, qui se croisaient à angle-droit sur leur sommet ; c'est-à-dire que je dessinai, à l'aide d'un caustique, l'incision cruciale généralement pratiquée par le chirurgien pour faire l'extirpation de ces tumeurs. J'avais fait choix d'une solution aussi concentrée que possible de potasse caustique et je me servis pour l'appliquer d'un petit pinceau en bois. Cette cautérisation, qu'on peut appeler *transcurrente*, ou *linéaire*, fut renouvelée le surlendemain et encore le jour suivant, car je m'aperçus qu'il ne fallait pas mettre, surtout au début du traitement, un trop long intervalle entre les cautérisations.

Le 18, j'intéressai légèrement, à l'aide de la pointe acérée d'un bistouri, les escharres encore peu profondes, qui résultaient des cautérisations précédentes, *en ayant bien le soin de ne point atteindre les tissus vivants*, et dans le petit sillon que j'avais ainsi tracé, je déposai une nouvelle dose de la solution caustique ; cautérisation qui devait nécessairement pénétrer plus profondément que les précédentes et que je renouvelai le 19. Le 22, j'incisai de nouveau sur l'escharre, et j'arrivai aux kystes que j'enlevai tous deux, sans causer presque de douleur et sans répandre de sang.

Le 23 octobre, j'attaquai deux nouvelles loupes par le même moyen, dont je renouvellai l'application les 24, 25 et 26 ; mais cette fois sans avoir recours à l'incision. Le 28, l'escharre d'une des deux loupes s'ouvrit, et je pus enlever un autre kyste, dont la paroi avait été entamée par le caustique, et qui s'était en partie vidé, ce qui facilita considérablement son élimination. A cette même époque du 28, la quatrième loupe s'était affaissée, et trois jours après, le kyste, entièrement vidé, s'échappait presque seul par les bords de la plaie devenue béante.

Le 50, j'attaquai encore trois autres loupes, beaucoup moins volumineuses que les précédentes. Je n'eus encore recours cette fois qu'à la cautérisation (1), qui fut renouvelée le 51 oct. et les 2, 5 et 7 nov. Le 10, un des kystes fut facilement enlevé ; mais les deux autres loupes s'affaisèrent seuleme nt presque entièrement, et l'ouverture fournie par la chute de l'escharre resta trop petite pour que le kyste pût être éliminé. Cette circonstance, tout-à-fait contraire au succès définitif de l'opération, n'empêcha pas la cicatrisation ; celle-ci s'opéra assez rapidement pour toutes ces plaies, qui ne laissèrent après elles que des cicatrices aussi peu apparentes, que celles qui auraient succédé à une solution de continuité faite par un bon bistouri.

2. Le reproche, qu'on pourra sans doute adresser à la méthode que je cherche à propager, est la longueur de la cure ; je ne saurais rien y répondre, car il est fondé dans le plus grand nombre des cas ; il m'est cependant arrivé deux fois et la première surtout, d'obtenir un résultat aussi prompt qu'il est toujours satisfaisant. Voici ces deux faits :

Obs. III.— Le nommé Grandchamp, ouvrier maçon, âgé de 55 à 56 ans, portait sur le sommet de la tête deux loupes, grosses à peu près comme une noix ordinaire. Il suffit de deux cautérisations pratiquées les 11 et 13 août 1841, pour que le 15, je pusse retirer des bords de chaque plaie déjà ouverte, chacun des deux kystes vidés et séchés.

---

(1) Depuis cette époque, je n'ai plus que fort rarement employé le bistouri!.... pour plusieurs raisons. D'abord *il fallait constituer la méthode!* Ensuite l'instrument tranchant effraie toujours, même quand son action a lieu sans douleur et qu'elle est sans danger. Cependant il m'arrive encore souvent d'entailler légèrement l'escharre à l'aide de la pointe acérée d'une lancette, ce qui favorise beaucoup la pénétration du caustique.

Quoique un peu moins prompt, le succès ne se fit pas non plus longtemps attendre dans le cas suivant :

Obs. IV.— Il s'agit cette fois d'une femme âgée de 50 ans au moins, et ayant beaucoup d'embonpoint. Elle portait au sommet du coronal une loupe grosse environ comme une aveline et une autre d'un moindre volume sur le pariétal gauche. Trois cautérisations, pratiquées les 20, 23 et 26 octobre suffirent pour en déterminer l'affaisement complet, et le 2 novembre suivant, je trouvai chaque kyste, vidé, desséché, ayant la forme d'une grosse *croûte* et adhérant aux escharres résultant de la cautérisation, avec lesquelles ils se détachèrent facile-ment.

3. J'ai pu suivre ces deux derniers malades : chez G ***, six ans après l'ablation de ces loupes; elles n'avaient pas récidivé et il ne s'en était pas manifesté de nouvelles. Il n'en est pas de même pour Mme S ***, la loupe enlevée ne s'est pas reproduite; mais vers le mois d'août 1845, elle commença à s'apercevoir de la naissance d'une nouvelle loupe sur le devant de la tête. Ses progrès sont fort lents, et j'attends (1) qu'elle ait acquis plus de volume pour pratiquer l'extirpation.

Mais ici ce n'est pas un cas de récidive, comme chez la dame qui fait le sujet de la première observation, et qui montre que dans ce mode d'ablation, comme dans celui par le bistouri, il faut entièrement enlever le kyste, si on ne veut pas voir la tumeur se reproduire, ou lui voir succéder une espèce d'ulcère, dont la suppuration est intarissable.

4. Le moment me paraît déjà venu, avant d'enregistrer de nouveaux faits, de rechercher : 1° si cette méthode est nouvelle? 2° Si l'opération chirurgicale à laquelle je prétends la substituer est réellement dangereuse? Et enfin, si avec les dangers de cette dernière de moins, elle offre les mêmes avantages?

5. Quant à la nouveauté de la méthode, voici ce que je trouve dans un *Traité des tumeurs*, publié en 1759, à Paris et

---

(1) Cette femme est morte en février 1852 d'un cancer ulcéré de l'utérus, elle a cette fois emporté sa loupe avec elle.

s nom d'auteur (1) : « Quand on adopte l'usage des septiques
u des catérétiques : 1° on applique sur la partie déclive
e la tumeur un emplâtre *fénétré*, où l'on met une traînée
e pierre à cautère d'une longueur et d'une largeur conve-
ables. Lorsque le kyste est une fois ouvert, on vide la ma-
ière, et pour y réussir on remplit la cavité avec de la charpie
èche ; et après ce premier appareil, on panse la loupe avec
es plumasseaux chargés d'onguent égyptiac, ou d'onguent
es apôtres, ou d'onguent brun fait avec le basilicum et le
récipité rouge. »

‹ Par ce moyen on cautérise peu à peu le kyste ; jusqu'à ce
ue enfin il se détache par la suppuration. Que si cela ne suf-
t pas, on emploie des escharrotiques plus forts ; comme,
° des plumasseaux chargés de poudre de pierre à cautère
u imbibés de la dissolution de la même pierre ; 2° des petits
ochisques de minium ou de sublimé corrosif, décrits dans
Codex de Paris, qu'on applique avec prudence sur les côtés
u kyste les plus durs et les plus rebelles, etc.... » (pag. 147
148.)

. Le même auteur ajoute, un peu plus loin, (pag. 159), en
ant plus spécialement des loupes à la tête, et après avoir
it le procédé chirurgical connu de tous les praticiens :
on aime mieux employer les caustiques, après avoir em-
assé la loupe avec un emplâtre fénêtré, on la couvrira de
rre à cautère. *Comme il ne s'agit de brûler que la peau*,
choisira des pierres médiocres, et quand on jugera qu'elles
t agi, on ôtera l'appareil et on incisera l'escharre de la
^me manière et avec les mêmes précautions que si l'on in-
ait la peau entière ; après quoi, on enlevera la loupe, si
e ne tient pas ; et si elle tient, on en coupera les attaches,
après avoir coupé les angles de la plaie, on la pansera
mme à l'ordinaire. »

Il faut ici reconnaître qu'il y a dans ce dernier procédé,

Le *Dictionnaire des Anonymes*, n° 18254, nous apprend qu'on
'et ouvrage à la plume d'Astruc.

décrit avec tant de soin, une grande analogie avec le mien.

Si dans le premier cas, l'auteur anonyme que je cite, ne paraissait n'avoir qu'une pensée, celle d'amener dans la tumeur un travail inflammatoire, par suite son ramollissement, et enfin l'élimination par la suppuration, il est évident que dans la seconde manière de procéder, l'application de la potasse caustique n'est qu'un moyen préliminaire pour arriver à diviser la peau.... mais avec le bistouri ! Il est encore évident, que paraissant ignorer les dangereuses conséquences que peut avoir l'emploi de l'instrument tranchant, il ne se rend pas compte des avantages de la méthode qu'il décrit. La preuve de ce que j'avance ressort de cette circonstance, qu'il conseille, avant de faire le pansement, *de couper les angles de la plaie*, opération douloureuse, inutile, puisque la cicatrisation s'opère de la façon la plus correcte sans cette précaution ; dangereuse, puisque le bistouri en attaquant la peau non mortifiée peut exciter le développement de l'érysipèle.

8. Quant à moi, il ressort évidemment de ma conduite que j'ai été dominé par une pensée, qui a ensuite été féconde ; en effet, mis en demeure de ne pas me servir de bistouri, puis éclairé par le hasard d'abord, par mes recherches ensuite, sur les dangers qu'il peut y avoir à diviser par l'instrument tranchant la peau de la face ou le cuir chevelu, et ce dernier surtout, je ne songeai à la solution concentrée de potasse caustique, en premier lieu que, comme un moyen d'éteindre toute vitalité sur une petite étendue de peau que je voulais ensuite diviser par le bistouri, et plus tard que comme un moyen de diviser la peau, ce qui devait arriver dans un temps plus ou moins long par la formation d'une escharre, qu'on peut obtenir aussi profonde qu'on le désire, d'après cette action bien connue de la potasse caustique de marcher en avant, pour ainsi dire, en détruisant tout devant elle, et de former ainsi une escharre dont la profondeur va sans cesse en s'augmentant, et dont la chute donne lieu à une solution de continuité, qui représente fort bien celle produite par le bistouri, avec cette différence que la première s'accompagne d'un peu de perte de substance, cir-

constance avantageuse dans les cas dont il s'agit, puisque la peau a été distendue outre-mesure par suite du développement de la tumeur.

9. Le même auteur anonyme, ajoute encore : (pag. 149) : « Il arrive souvent qu'à force d'employer des fondants trop « âcres, les loupes s'enflamment et s'abcèdent : alors sans at- « tendre qu'elles s'ouvrent, le plus court est de les ouvrir dès « qu'on sent que la matière est ramollie. On peut donc, pour « cet effet, employer une traînée de pierre à cautère, comme « on l'a déjà dit, et c'est le parti le plus sûr; on peut em- « ployer aussi le bistouri, et une incision suffit si la tumeur est « petite ; mais si elle est grande, on en fait une seconde en « croix, dont on coupe ensuite les angles. »

Il n'y a encore là qu'une analogie fort éloignée avec la méthode que je mets en usage. Et si on propose la potasse caustique, ce n'est que comme moyen d'ouvrir un abcès, et encore l'auteur paraît-il dire qu'on peut presque indifféremment employer le bistouri, dont, je le répète, il paraît ignorer les graves inconvénients.

10. Je doute qu'on trouve dans les auteurs anciens aucune indication bien formelle de ce que j'appellerai, sans toutefois y attacher trop d'importance, *mon procédé !* Mais je dois dire qu'en se rapprochant de l'époque actuelle, on peut en trouver l'idée première dans la méthode, instituée, je crois, par M. Récamier, pour ouvrir les *kystes hydatides du foie.* Cette méthode qui remonte à 1825, consiste à placer sur le point le plus saillant du kyste un morceau de potasse caustique. Dans l'*escharre incisée*, on fait une nouvelle application, et ainsi successivement, jusqu'à ce qu'on ait atteint le kyste en déterminant des adhérences entre le feuillet hépatique et le feuillet pariétal du péritoine. M. Récamier a obtenu par ce procédé des guérisons bien authentiques, sans jamais provoquer d'accidents graves. Il a été employé avec non moins de succès dans les cas du même genre par M. Bégin.

11. Quant au procédé chirurgical, nous le trouvons encore indiqué dans l'auteur anonyme déjà cité. « On fait au haut de

« la loupe, dit-il (pag. 158), une petite incision avec le bistouri,
« prenant garde de ne point entamer la poche de la loupe
« qui ne tient point à la peau. On fait ensuite, à la faveur
« d'une sonde creuse, qu'on introduit entre la poche et la
« peau, quatre incisions en croix, jusqu'à la circonférence de
« la loupe, qu'on cerne avec le doigt et qu'on enlève facile-
« ment lorsqu'elle n'a point d'attaches ; et lorsqu'elle en a, on
« les coupe avec les ciseaux ; après quoi, on fait sauter les an-
« gles de la plaie, et on la panse comme une plaie simple. »
On le voit, c'est le procédé chirurgical mis encore en usage aujourd'hui.

12. Ces dangers, reconnus aujourd'hui, sont incontestables,
et je vais invoquer un assez grand nombre de faits et le témoignage d'auteurs recommandables pour ne pas laisser de doute
à ce sujet. L'observation suivante démontrera en même temps
et les dangers de l'ancienne méthode et l'innocuité de la nouvelle.

Obs. V. — Ayant eu l'occasion de m'entretenir de la méthode que je viens d'exposer avec un de nos confrères, qui
s'occupe plus de science que de médecine pratique, et qui me
mit en rapport avec un savant (1) de ses amis, qui avait failli,
pendant l'hiver 1842-1843, perdre la vie à la suite de l'extirpation d'une loupe assez volumineuse et située sur le coronal,
à la racine du nez. L'opération, faite avec le bistouri, manié
par une main dont l'habileté ne saurait être mise en doute, fut
suivie, le troisième jour, du développement d'un érysipèle du
cuir chevelu et de la face, qui pendant plus de huit jours, fit
craindre pour sa vie. Aussi, M*** gardait cinq autres loupes
assez volumineuses, malgré la gêne qu'il en éprouvait, et malgré le désir qu'il avait d'en être débarrassé. Mais facilement

---

(1) C'est de M. Gaudichaud, membre de l'Institut, qu'il s'agit
ici. Je puis le nommer aujourd'hui que la mort, causée sans doute
par les progrès de la tuberculisation pulmonaire, l'a enlevé dans
un âge peu avancé à ses amis dont il était tant aimé, à la botanique, qu'il cultivait avec une si grande ardeur.

convaiencu de l'innocuité de ma méthode, il voulut en essayer immédiatement.

Le 22 avril (1845), j'attaquai, par une cautérisation linéaire et cruciale, une loupe située audessus de la bosse occipitale, et qui était grosse au moins comme un œuf de pigeon, mais de forme absolument sphérique. Cette cautérisation fut renouvelée les 25, 26 et 29, puis le 3 mai. Un affaissement de l'escharre, une diminution marquée dans le volume de la loupe, me firent penser que cette cautérisation avait atteint le kyste. Cependant il fallut faire une dernière cautérisation, le 20 mai ; celle-ci fut décisive, et le 23, la loupe, ouverte par le caustique, fut extraite entière, sans aucun effort, sans aucune effusion de sang. Il semblait que la cautérisation, en lui ouvrant une issue facile, l'avait en même temps isolée des tissus au milieu desquels elle avait pris naissance et s'était accrue.

Les choses se passèrent d'une manière ausi 'satisfaisante pour la seconde loupe, presque aussi volumineuse que la première, et située sur le pariétal droit. La première cautérisation fut faite le 20 mai, renouvelée les 22, 25, 27 et 29 ; puis les 5 et 6 juin, et enfin, la dernière eut lieu le 27 juin. Trois jours après cette dernière cautérisation, la loupe fut, pour ainsi dire, expulsée, tant son extraction fut facile. Quoique entamée aussi par le caustique, elle fut extraite en totalité.

Le mois d'août suivant, j'attaquai, chez la même personne, deux loupes situées sur les bosses pariétales et du volume d'une noix ; elles furent aussi heureusement extraites que les deux premières ; elles exigèrent seulement un plus grand nombre de cautérisations, par suite de cette circonstance, qu'étant moins développées, la peau qui les recouvrait se trouvait plus épaisse.

Une cinquième loupe mérite d'être notée ; elle était tout au plus du volume d'un gros pois, située sur le temporal, derrière le pavillon de l'oreille droite ; mais différent en cela de la plupart des productions morbides de ce genre, elle était parfaitement pédiculée. Je compris le pédicule dans un nœud de fil de

2.

chanvre, que je serrai à peine, et que j'imbibai de la solution caustique (1). Les jours suivants, en même temps que j'humectai le fil de la même façon, je le serrai légèrement. Le cinquième jour, la loupe, avec la peau qui l'entourait, suivit le fil sur lequel je n'avais exercé qu'une fort légère traction ; la cicatrisation fut rapide, et la cicatrice à peine visible.

Ainsi chez le même sujet, une seule loupe enlevée par le bistouri a mis en péril la vie de l'opéré, tandis que j'ai pu en enlever cinq successivement, dont deux dans le même moment, sans déterminer le moindre accident.

13. Dans les deux observations qui vont suivre, et dont l'une nous a été fournie par le chirurgien qui a pratiqué l'ablation, la mort a suivi rapidement l'opération.

Obs. VI. Charles Durosey, âgé de 42 ans, employé à la manufacture de Sèvres, portait une loupe assez volumineuse, près du pavillon de l'oreille droite. Dans les premiers jours de juillet 1850, il en fut opéré par Blandin, qui était alors chirurgien à l'hôpital Beaujon. Après l'opération, qui se passa fort heureusement, il retourna chez lui à Sèvres, et fit, d'après la prescription de ce chirurgien, des applications de glace sur le siége de la tumeur. Il ne s'en déclara pas moins, deux jours après l'opération, un érysipèle phlegmoneux, qui l'enleva au bout de six jours.

Obs. VII. — Mlle G***, âgée de 17 ans, lingère, demeurant à Paris, rue Saint-Jacques, née à Ravenet (Saône-et-Loire), entre à l'hôpital X (2), le 14 novembre 1842 ; cette jeune

---

(1) Boyer (*Traité des mal. chirurg.* 4ᵉ édit. Tom. II. page 503), employait ce même procédé, mais dans ce seul but d'éviter aux malades la douleur de la ligature. En effet, il se contentait de ne produire qu'une escharre qui n'intéressait que l'épaisseur de la peau et qu'il fendait pour placer une nouvelle ligature dans le fond de l'incision. Celle ci était successivement serrée jusqu'à ce qu'il eût obtenu la flétrissure d'abord, puis la chute de la tumeur.

(2) Je dois cette observation, ainsi que la pièce d'anatomie pathologique, à l'obligeance du chef de service dans lequel elle a été recueillie. Si je ne désigne pas nominativement ce sage et habile

fille, d'un développement moyen, d'une santé habituellement bonne, porte à la partie supérieure et antérieure de la tête, à deux centimètres en arrière de la racine des cheveux, une loupe de la grosseur d'une noix. Elle nous dit que dès l'âge de deux ans, elle portait cette tumeur qui, très petite d'abord, a grossi très lentement; les cheveux sont rares à son sommet, et l'on aperçoit une cicatrice antéro-postérieure occupant son milieu ; une incision avait été faite il y a quelques années, mais la loupe ne fut pas enlevée. Cette jeune fille, réglée à 15 ans, a vu pour la dernière fois il y a 20 jours. Elle se décide à l'opération qui est pratiquée le 17 novembre. Elle présenta ceci de particulier, que la partie inférieure de la loupe, ayant déprimé le frontal, se trouvait logée dans une excavation assez profonde de l'os, et que son adhérence dans cette partie était très forte. Elle fut cependant enlevée en totalité avec une portion elliptique du cuir chevelu qui recouvrait la partie supérieure, aucun vaisseau ne nécessita de ligature ; un pansement simple fut appliqué ; on prescrivit 2 pédiluves, potion calmante, diète.

Le 18, état satisfaisant de la malade ; on n'enlève pas l'appareil ; point de fièvre, la malade se plaint seulement d'une légère cuisson de la plaie. Même prescription. 2 bouillons.

19 *nov.* La malade a été agitée dans la nuit, pouls fréquent, céphalalgie, le pansement est enlevé, la plaie est enflammée. Limonade, 2 pédiluves, linge cératé et cataplasme sur la tête. Diète.

20 *nov.* La malade boit peu, la langue cependant est sèche, il y a de la fièvre, légère rougeur érysipélateuse autour de la plaie et à la racine du front ; la nuit a été cependant plus calme, même traitement ; même pansement.

21 *nov.* L'érysipèle a gagné le front, il y a eu un léger délire pendant la nuit, la plaie a un aspect blafard ; la malade est

chirurgien, c'est que je me suis fait cette règle de conduite de ne jamais nommer mes confrères, que lorsque je cite les cas heureux de leur pratique, et grâce à Dieu, les occasions d'en agir ainsi ne me manquent pas.

rouge, se plaint de la tête, son pouls est fréquent, n'a pas eu de garde-robe depuis trois jours. Limonade, pédiluve, bouillon aux herbes avec sulfate de soude, 30 gram. Diète, cataplasme sur la plaie

22. *noŭ*. La malade, indocile, a refusé de prendre tout son bouillon aux herbes ; même état que la veille ; 2 selles, calomel et salep ââ 0,40 ; pour 16 pilules, deux pilules toutes les deux heures ; cataplasme sur la plaie.

23 *nov*. Elle a refusé de prendre ses pilules ; l'érysipèle a gagné la face ; fièvre, nuit agitée, délire, aspect toujours blafard de la plaie ; on croit s'apercevoir, en examinant la plaie, de mouvements réguliers dans le fond de la dépression qui existe ; mêmes prescriptions, même pansement.

24 *nov*. Quelque temps après la visite et le pansement, il s'est manifesté une hémorrhagie assez abondante ; la compression faite avec l'agaric l'arrête, pouls fréquent, très petit, l'érysipèle persiste, les progrès sont lents. — Tisane de violette, catapl. La malade refuse ses pilules, 2 bouillons.

25 *nov*. Nuit agitée, délire la veille au soir et dans la nuit ; l'appareil n'est pas dérangé, l'hémorrhagie ne s'est pas reproduite, céphalalgie, pouls fréquent et petit. —Tisane de violette, 30 sangsues aux mastoïdes.

26. *nov*. La malade est plus mal que la veille ; l'érysipèle occupe toute la face ; le délire est continuel —même tisane, 2 vésicatoires aux cuisses —27— État désespéré, le pansement est enlevé, la plaie est tout à fait sèche, pouls petit, misérable, imperceptible, le délire continue, carphologie, 2 vésicatoires aux jambes.

28 *nov*. Mort à quatre heures du soir.

Autopsie, 24 heures après la mort.

Légère ecchymose sous le cuir chevelu à droite. — Le crâne enlevé, il existe une adhérence notable de la dure-mère avec la boîte osseuse ; cette adhérence répond au point le plus déprimé qu'occupait la loupe enlevée. Cette dépression des os du crâne en comprend toute l'épaisseur ; la dure-mère elle-même en forme le fond ; elle est en ce point épaissie et d'une teinte plus foncée que dans ses autres parties ; cette dépression, située au devant de la suture fronto-pariétale à peu près sur la ligne médiane, plutôt un peu à gauche, présente à son ouverture supérieure 3 centim. dans le sens transversal, et un peu plus de deux dans le diamètre antéro-postérieur; l'ouverture de l'os lui-même a un centimètre environ de largeur transversalement, et un centimètre dans le sens antéro-postérieur. Au-dessous de la dure-mère, la pie-mère est légèrement injectée ; le cerveau est d'une consistance normale ; mais les vaisseaux superficiels sont notablement engorgés, et la masse cérébrale offre un piqueté très marqué et général, la quantité de sérosité dans les ventricules est normale, les veines, les jugulaires surtout, examinées ne paraissent point malades. (**V.** la figure ci-jointe.)

Les autres organes sont sains, un caillot fibrineux, jaunâtre remplit les cavités gauches du cœur; il existe quelques masses tuberculeuses dans deux ganglions bronchiques.

14. Cette observation nous offre une circonstance excessivement remarquable, *la perforation de l'os sur lequel reposait la loupe.* Si cet exemple de mort, après l'ablation d'un semblable produit morbide, était unique dans la science, on pourrait dire que c'est à cette circonstance qu'il faut attribuer dans ce cas l'issue fatale. Mais, sans vouloir contester absolument qu'elle n'ait pu y être pour quelque chose, je ferai observer que la véritable cause de la mort dans les cas de ce genre, c'est le développement de l'érysipèle, qui, même alors qu'il est spontané, se propage avec une assez grande facilité aux enveloppes du cerveau : c'est là un point sur lequel, sans doute, j'aurai occasion de revenir. Mais la perforation en elle-même est un phénomène d'un grand intérêt ; il est rare, sans doute, mais n'est point unique dans la science. Ainsi M. le professeur Lallemand m'a appris qu'il a eu occasion d'enlever une loupe située sur le genou, et qu'il avait trouvé, dessous, la rotule complètement perforée !

J'aurai sans doute à rechercher plus tard quelle peut être la cause de semblables perforations. Je puis cependant dire dès à présent que le développement d'une loupe pouvant, dans des cas fort rares sans doute, devenir la cause d'accidents graves vers le cerveau, en exerçant une compression sur cet organe dont elle aurait perforé l'enveloppe osseuse, il faudrait bien avoir recours dans des cas de ce genre à l'ablation de la loupe. Ne faudrait-il donc pas de même y procéder dans tous les cas où l'on aurait à redouter la perforation des os d'autres régions sur lesquelles une loupe ou quelque tumeur analogue viendrait à se développer ? Dans tous les cas, on serait heureux, ce me semble, d'avoir à sa disposition une méthode, qui permettrait de procéder à cette ablation sans faire courir aucun danger au malade.

15. Les observations suivantes, quoique la mort n'ait point eu lieu dans tous les cas, démontreront encore les dangers de l'ablation par le bistouri.

Obs. VIII. M. le professeur Blandin pratiqua en avril 1845, chez un jeune homme placé dans son service, l'extirpation d'une loupe volumineuse à la tête ; malgré toutes les précautions qu'il prit, en vue surtout d'une influence épidémique érysipélateuse, quoiqu'il n'eût appliqué ni bandelettes, ni emplâtres d'aucune sorte, quoiqu'il eût tout simplement laissé tomber les lambeaux recouverts de compresses d'eau froide fréquemment réitérées ; malgré toutes ces précautions, deux jours après l'opération, il survint des frissons, puis des nausées, et bientôt des vomissements, et le lendemain de la manifestation de ces symptômes, il était survenu de la rougeur à la face. Les choses en restèrent cependant là, ces accidents ayant été heureusement combattus par une méthode de traitement qui était propre au chirurgien de l'Hôtel-Dieu. *Gaz. des hôp.*, 8 mai 1853.

Obs. IX. Les choses ne se passèrent point aussi heureusement dans ce cas que pour le précédent.

M. le Dr Léger a rapporté à la *Société de médecine pratique* (Séance du 8 mai 1845) l'histoire d'une jeune dame opérée d'une loupe à la tête, et qui est morte six jours après, des suites d'un érysipèle. Je ne négligerai pas de dire que M. Léger attribua le développement de l'érysipèle à une inflammation épidémique existant alors, et se manifestant dans les hôpitaux et dans la pratique en ville. Quelle que soit la valeur de cette influence, il n'en reste pas moins évident que cette jeune femme ne fût point morte, si elle n'eût point été opérée, ou si elle l'eût été par une méthode, qui n'entraînât point avec elle le développement de l'érysipèle.

16. C'est sans doute quand il se manifeste dans le cuir chevelu, à la face ou dans leur voisinage que l'érysipèle est le plus souvent mortel. Cependant il peut avoir une issue aussi fatale quand il survient à la suite d'une opération pratiquée sur d'autres parties du corps, ainsi que le prouvera l'observation suivante.

Obs. X (1). — Un homme d'une forte constitution, âgé de 40 ans, portait une tumeur, *présumée sarcomateuse*, qui s'était formée sous les téguments, sur le bord inférieur du muscle grand pectoral. Elle était accompagnée d'une grande douleur ; elle s'accrut tout d'un coup avec rapidité, et produisit une forte fièvre avec une grande irritation (2) ; ce qui fit beaucoup maigrir le malade et *fit juger sa maladie comme cancéreuse.*

On procéda à l'ablation, et la tumeur examinée, on trouva qu'elle était composée d'une *substance stéatomateuse contenue dans une capsule humide* (3). Elle était ferme et ressem-

----

(1) J'ai emprunté cette observation au mémoire de John Abernethy sur la *classification des tumeurs. (Mélanges de chirurgie étrangère. An 1825. P. 525.)*

(2) Abernéthy pense que de pareilles circonstances méritent d'être observées avec soin dans l'histoire des tumeurs : « car elles sont peut-être propres à caractériser la maladie dans laquelle elles ont lieu. Des tumeurs d'une nature bénigne croissent avec régularité, et n'excitent point d'irritation dans les parties contiguës ou dans la constitution. »

(3) Cette existence d'une membrane propre n'est-elle pas de nature à écarter la pensée d'une tumeur cancéreuse ? il me le semble du moins.

blait à du fromage par sa couleur jaune et son apparence
onctueuse ; mais elle n'était pas onctueuse au toucher.

Moins de trois mois après la guérison et un retour à la santé
aussi complet que possible, deux nouvelles tumeurs se for-
mèrent, l'une au dessus, l'autre au dessous de la cicatrice de la
plaie. — On arrêta de ponctionner la supérieure, ce qui fut
exécuté au moyen d'une lancette à abcès, laquelle fit une ouverture d'un demi-pouce de longueur ; la matière de la tumeur
était exactement semblable à celle de la première.

*Une violente inflammation érysipélateuse se manifesta,
avec destruction gangréneuse des parties malades.* Cette inflammation s'étendit rapidement au côté opposé du thorax,
puis le long des téguments abdominaux jusqu'à l'aine. Le dérangement de la santé fut aussi violent que la maladie locale, *et au bout environ d'une semaine, le malade mourut.*

M. le professeur Velpeau rapporte, dans son *Traité de médecine opératoire* (tom, IVᵉ, pag, 764, 2ᵉ édit.), qu'ayant incisé, à l'aide du bistouri, une petite *tumeur hémorrhoïdale
pédiculée ;* il succéda, à cette si minime opération, *un érysipèle qui fit succomber le malade.* Le procédé de Boyer, dont
j'ai fait une heureuse application sur le sujet de l'*Obs.* Vᵉ (12),
eût, dans ce cas, parfaitement réussi, et n'aurait eu pour le
malade aucune espèce d'inconvénient.

17. Les dangers que fait courir aux porteurs de loupes
l'instrument tranchant, ont été signalés par Astley Cooper (1),
qui s'exprime en ces termes : « L'ablation du kyste n'est pas
complétement exempte de danger. « *J'ai vu trois fois une
« violente inflammation érysipélateuse succéder à l'extirpa-
« tion de kystes siégeant au cuir chevelu.* »

L'illustre chirurgien anglais pense que cet accident doit être
attribué à ce que l'aponévrose occipito-frontale avait été bles-
sée pendant les tentatives faites pour enlever la tumeur en

---

(1) *Mémoires sur les tumeurs enkystées.* Dans ses *œuvres chirurgicales,* traduites de l'anglais par Bertrand. Paris 1823. Tome II.
P. 412.

bloc ; l'inflammation qui se développe dans les plaies de tête, quand l'aponévrose est contuse et enflammée, se propageant souvent à toute la tête et à la face.

A. Cooper dit encore, en parlant toujours de l'opération, qui est exigée pour l'ablation d'une loupe : « Quelque insigni-« fiante que puisse paraître la plaie qui résulte de cette opéra-« tion, on doit cependant se tenir sur ses gardes, quand on a « enlevé une tumeur de cette espèce placée à la tête. »

Enfin l'auteur de l'art. *Tumeur*, du *Dictionnaire des dictionnaires*, ajoute, à la suite des citations précédentes les mots suivants : « Nous avons observé, nous-même, une réaction « phlegmoneuse formidable au cuir chevelu d'une femme, à la « suite de l'ablation d'une loupe dans cette partie. »

« L'extirpation de ces kystes, disent encore MM. Roche et Sanson (1), est quelquefois suivie des accidents les plus graves. Le plus fréquent est l'érysipèle du derme chevelu, qu'accompagne très souvent l'inflammation des méninges et dont la mort est très souvent le résultat funeste. — M. le professeur Velpeau reconnaît aussi les dangers du bistouri : « Une malade qu'on y avait soumise, en 1825, à l'hôpital de la Faculté (dit-il, *loc. cit.*, tome III, pag. 128), fut prise d'un érysipèle extrê-mement grave, et ce fut la cause d'accidents mortels chez une autre femme. » Il est vrai que le savant professeur ajoute : « que ce sont des exceptions très rares, qui n'ont pas lieu une fois sur cinquante. » Telle n'est pas l'opinion de M. P. Guersant qui, dans une leçon orale, faite à la clinique, s'exprime ainsi : « Il n'est pas d'années qu'il ne meure un individu au-quel une loupe a été extraite à l'aide du bistouri, *l'érysipèle survenant souvent après cette opération* ! Avec le caustique rien de semblable à redouter ; aussi l'employons-nous toujours, refusant d'enlever les loupes avec le bistouri. » (*Gaz. des hôp.*, an. 1851, n° 84). — Je n'hésite donc point à dire que l'érysi-pèle se déclare fréquemment après l'ablation des loupes,

---

(1) *Nouveaux éléments de pathologie médico-chirurgicale*, Paris, 1833.

comme après toute autre opération chirurgicale, et selon moi, tout révèle les dangers de l'instrument tranchant appliqué à l'ablation des difformités de la face. Ainsi M. le Dr Grisolle, membre de l'*Académie de médecine*, racontait dernièrement à cette société savante (sé. du 25 juin 1850), qu'ayant *fini de détacher avec des ciseaux*, une production cornée, qui s'était développée sur la région temporale moyenne gauche d'une femme de soixante-dix ans, et qu'une ligature appliquée à la base avait cependant détachée en grande partie, le savant académicien racontait donc : « que quelques jours après, il survint « un érysipèle qui, joint à une affection catarrhale chronique, « enleva la malade. » Et ce fut bien ou le coup de ciseau, ou la ligature, mais plus probablement le premier, qui déterminèrent l'érysipèle ; car cette corne, qui n'était devenue persistante que depuis trois ans, s'était développée et détachée vingt fois environ, pendant une trentaine d'années, sans qu'il fût survenu, après sa chute, aucun phénomène fâcheux. (*Gaz. des hôp.*, an. 1850, n° 76). Tandis que si on avait employé le fil chargé de potasse caustique, dont j'ai déjà rappelé l'usage, le coup de ciseau fût devenu inutile, et la malade eût encore vécu plus ou moins longtemps, avec ce catarrhe pulmonaire, qui lui avait déjà permis d'atteindre soixante et dix ans.

18. M. le Dr Jobert (de Lamballe) a aussi reconnu et signalé la différence d'action, qui existe entre la potassse caustique et le bistouri appliqués tous deux dans le but d'intéresser la peau. C'est ce qui lui a fait donner la préférence, pour détruire une énorme tumeur variqueuse, sur l'instrument tranchant, aux cautérisations répétées avec la pâte caustique de Vienne. C'est qu'en effet dans l'opération sanglante, quand on intéresse les veines, on détermine souvent le développement d'érysipèles, et par suite celui de la phlébite, ainsi que de l'infection purulente. Tandis que l'habile chirurgien de l'Hôtel-Dieu, n'a observé ordinairement, dans les cas nombreux où il a eu occasion d'appliquer la cautérisation, soit avec le fer rouge (1), soit avec la

---

(1) Le *cautère actuel* peut déterminer le *développement de l'éry-*

pâte de Vienne, aucuns symptômes de la nature de ceux que je viens de signaler. (*Gazette des hôpitaux*, année 1846, n° 96.)

19. Ainsi que je l'ai déjà dit, et c'est un point sur lequel il est bon d'insister, c'est le développement de l'érysipèle qui constitue le danger de l'opération sanglante. Tout le monde sait qu'il se manifeste fréquemment à la suite des opérations chirurgicales ; mais, ainsi que je l'ai démontré par les faits, ce danger devient facilement mortel pour l'érysipèle de la face et pour celui du cuir chevelu, parce qu'ils peuvent se propager aux méninges. Quand il ne cause point la mort, il peut amener l'aliénation mentale : c'est un nouveau point de pathologie qui vient d'être parfaitement élucidé dans un Mémoire de M. Baillarger, membre de l'Académie de médecine, inséré dans les *Annales médico-physiologiques* (1). Dans ce mémoire, le médecin de la Salpêtrière cite trois observations où l'on suit facilement la connexion qui existe entre la manifestation d'un ou de plusieurs érysipèles et le développement graduel de la *paralysie générale* avec *l'aliénation* mentale, par suite d'un travail phlegmasique lent, mais incessant et qui a son siége dans les membranes du cerveau.—Dans la première des trois observations relatées par M. Baillarger, l'autopsie, qui a pu être faite, a démontré l'épaississement de l'arachnoïde viscérale et son opacité sur beaucoup de points de la convexité du cerveau. Quoique dans les deux autres cas, où les symptômes d'aliénation et de paralysie générale ont été aussi manifestes que

sipèle, mais fort rarement à ce qu'il paraît. Ainsi M. le docteur Desmares emploie, pour la cure radicale de la fistule lacrymale, le cautère actuel dans le but de détruire le sac lacrymal et au besoin son conduit, et *dans un seul cas, sur un nombre très considérable*, un opéré a été pris d'érysipèle, qui dans ce cas unique jusqu'à présent, n'a entraîné rien de compromettant, ni pour l'œil, ni pour la santé générale. — (*Gaz. des hôp.* An. 1851. — N° 65).

(1) *De l'influence de l'érysipèle de la face et du cuir chevelu sur la production de la paralysie générale.* — Voy. *Gaz. des hôp.*, n° du 27 Novembre 1849.

dans le premier, l'autopsie n'ait point été faite ; M. Baillarger n'hésite cependant pas à s'exprimer ainsi à leur sujet : « Quant « aux deux derniers faits, ils ont un caractère commun, qui « ne permet pas de révoquer en doute l'influence de la cause « que nous signalons. *C'est cette céphalalgie qui dans les « deux cas s'est manifestée à la suite de l'érysipèle.* » — L'érysipèle, qui se développe après l'action du bistouri, peut encore, comme tout autre érysipèle phlegmoneux, circonstance qui le rend nécessairement plus dangereux ; mais au cuir chevelu, il peut déterminer la nécrose des os du crâne. C'est ce qui résulte d'une communication faite à la *Soc. de chir.* (Sé. du 1er oct. 1851), par M. le Dr Larrey (*Gaz. des hôp.*, an. 1851, n° 119.)

20. Enfin l'érysipèle, sans avoir toutes ces conséquences si fatales et si graves, peut causer dans la santé un trouble profond et prolongé qui fasse regretter d'avoir eu recours à l'opération qui le produit ; surtout quand il ne s'agit, en définitive, que de se faire débarrasser d'un mal, qui ne compromet que bien rarement la santé, et encore moins souvent la vie. C'est ce qui est arrivé dans le cas suivant , qui nous offre un exemple de plus d'érysipèle développé à la suite de l'ablation, à l'aide du bistouri, d'un assez grand nombre de loupes.

Obs. XI. Madame D***, âgée de 40 à 45 ans , marchande bouchère à Paris, rue ***, n° *, d'un grand embonpoint, portait dans la tête *sept loupes*, de grosseurs variables, et qui la gênaient par leur nombre et par leur volume. Résolue à s'en faire débarrasser, elle s'adressa à M. le Dr J***, son médecin, qui l'adressa à M. le Dr T***, qui procéda à l'opération le...... 18... L'ablation, pratiquée par le procédé chirurgical ordinaire, fut longue et douloureuse ; aussi l'opération terminée, madame D** éprouva-t-elle une syncope qui se prolongea assez longtemps. Le lendemain, il survint un érysipèle du cuir chevelu, qui, sans avoir mis la vie de la malade en danger, ne fut cependant pas sans gravité. Il se guérit ; mais à peine madame D*** était-elle entrée en convalescence, qu'il se manifesta un nouvel érysipèle, *et ainsi de suite pendant trois* *mois*. De sorte que madame D*** passa tout ce temps ou dans son lit ou, du moins, dans sa chambre. Sa santé en fut de plus tellement altérée, qu'il lui fallut ensuite un séjour de trois mois à la campagne pour la rétablir complètement.

21. Je dois encore, d'après M. le Dr Mérat, signaler le *Tétanos* au nombre des accidents graves et formidables, que peut causer le bistouri employé pour l'ablation des loupes. Ce vénérable praticien a rappelé dans la discussion qui a suivi (1), dans le sein de la *Société de médecine de Paris* (Séance du 1er mars 1833), le rapport de Sanson aîné sur le Mémoire de M. Brachet, de Lyon; M. Mérat a rappelé, dis-je, qu'on a vu le tétanos se développer à la suite d'extirpation des loupes, et entraîner la mort des opérés. C'est ce qui arriva à la fille d'un individu qui portait quinze à vingt loupes dans la tête. Toutes furent fendues en quatre et cautérisées chaque jour : ce qui réussit parfaitement chez le père. Mais la fille s'étant fait extirper une tumeur semblable, et par le même procédé, *mourut du tétanos*. « C'était le second exemple de ce genre qui fût, alors, à la connaissance de M. Mérat. »

A la suite de cette communication de M. Mérat, Sanson aîné a ajouté : « Qu'ayant extirpé une loupe siégeant sur la face entre l'œil et l'oreille, loupe du volume d'un pois et qui n'exigea qu'une incision de trois lignes (6 à 7 millim.) d'étendue, de vives douleurs se manifestèrent deux heures après, la vision fut perdue de ce côté, des convulsions se développèrent; heureusement cet effrayant appareil de symptômes céda à la saignée, aux calmants et aux dérivatifs. »

22. Je vais maintenant continuer de démontrer, par de nouveaux faits, l'innocuité de la méthode que j'emploie.

OBS. XIIe Mlle Adèle C*** âgée de 32 ans environ, d'une très belle et très brillante santé, ayant une chevelure très noire et très abondante, vit surgir vers le mois de septembre 1848, sur la bosse pariétale droite, une petite grosseur, qui fit des progrès fort sensibles, quoique lents. Deux mois après,

---

(1) *Transactions médicales,* tome XI, p. 431.

il s'en manifesta dans la même région une seconde qui s'accrut aussi lentement que la première. Le 10 janvier 1849, je constatai l'existence de deux loupes, dont la plus grosse, qui est la plus ancienne, peut avoir le volume d'un assez gros pois et l'autre d'un fort petit pois. Je les attaquai immédiatement toutes les deux par une première cautérisation qui fut renouvelée les 11, 13, 16 et 20 du même mois.

A cette dernière époque, la peau avait été évidemment intéressée dans toute son épaisseur, et les deux kystes avaient été atteints. Le 23 je pratiquai une dernière cautérisation. Le 26 suivant, Mlle Adèle, en grattant avec l'ongle l'escharre de la petite loupe, l'arracha, et en même temps un petit kyste flétri et ratatiné. Le 27, l'escharre de l'autre loupe est en partie détachée et on aperçoit le kyste qui a été atteint par le caustique. Je le mets mieux à découvert en fendant l'escharre avec des ciseaux introduits dans la cavité qui le renferme (petite opération qui n'excita aucune douleur) et j'arrachai ensuite le kyste avec une pince, ce qui détermina l'écoulement de quelques gouttes de sang.

Obs. XIII. — M. A**, âgé de 45 ans, docteur en médecine, d'une bonne santé habituelle, portant une chevelure abondante, vint me consulter à la fin d'octobre 1845, pour deux loupes qui étaient à peu près aussi grosses que des œufs de pigeon. L'une était située sur le sommet du pariétal droit, et la seconde sur l'occipital, à gauche, près de sa jonction avec les pariétaux. Ce savant distingué avait des motifs légitimes pour craindre l'ablation par le bistouri, quoique ce procédé eût été mis en usage, avec succès et sans résultat fâcheux, chez sa mère et chez sa sœur.

J'attaquai immédiatement ces deux loupes par une double cautérisation linéaire cruciale, comme on aurait fait avec le bistouri, et qui fut renouvelée, à cause de l'épaisseur remarquable du cuir chevelu ; dix fois pour l'une, douze fois pour la seconde. Elles furent enfin enlevées, avec leur kyste que la cautérisation avait intéressé, mais sans presque de douleur et sans aucun autre accident que l'écoulement de quelques gouttes de sang ; l'une le 5 et l'autre le 11 décembre 1845. — M. A'" n'a vu rien reparaître depuis qui pût faire craindre que ces deux loupes n'aient point été parfaitement enlevées. — (31 décembre 1855.)

25. J'ai déjà fait voir qu'on pouvait associer le bistouri à l'action du caustique ; mais alors l'instrument tranchant n'a qu'un avantage, celui d'accélérer la marche de la cure. En effet, l'escharre qui se forme après les cautérisation devient un obstacle à ce que le caustique continue de pénétrer en profondeur ; en incisant légèrement cette escharre avec le soin *absolu* de ne point atteindre les parties vives, on ouvre au caustique un sillon qui lui permet d'agir en profondeur. On comprend que de cette façon l'action du bistouri est sans danger, car il agit sur des parties frappées de mort.

Obs. XIV. La femme G***, âgée de 49 ans, ayant cessé d'être menstruée depuis 18 mois, d'une bonne santé, porte six loupes sur la tête, dont deux ont acquis le volume d'une petite pomme d'apis : l'une est située sur le bord supérieur du coronal et la seconde sur l'angle supérieur de l'occipital. La première très ramollie, est le siége de quelques élancements, et ensuite d'assez vives douleurs au moindre choc. La peau qui la recouvre paraît amincie. L'origine de ces loupes remonte aujourd'hui à 12 ans.

J'attaquai immédiatement ces deux loupes ; le 23 septembre 1847, par une cautérisation linéaire, simple, qui fut renouvelée les 24-25-27 et 29 suivants. Les deux loupes devinrent douloureuses à la suite de la dernière cautérisation, qui n'en fut pas moins renouvelée les 3 et 6 octobre. A cette dernière époque, on aperçoit au sommet des deux escharres, mais surtout pour la loupe du frontal, une ligne semi-transparente, qui est un indice que le caustique a pénétré jusqu'au kyste. — Cautérisation de deux loupes le 11 ; le 13, seulement de celle située sur l'occipital, la première commençant à suinter par un des côtés de l'escharre, qui, le 16, est assez soulevée pour que je puisse y introduire la pointe d'une paire de ciseaux fins, courbes sur leur tranchant, fendre ensuite l'escharre dans toute sa longueur, ce qui a eu lieu sans exciter ni aucune douleur, ni aucun écoulement de sang. Ayant ainsi pénétré dans l'intérieur de la tumeur, j'y ai trouvé le kyste vidé en grande partie, et je l'en ai enlevé avec des pinces, puis j'ai abandonné la plaie à elle-même, sans autre pansement qu'une lotion avec de l'eau tiède.

J'ai aussi voulu en finir immédiatement avec la seconde loupe, et présumant bien qu'il en était de celle-ci comme de la précédente, et que la peau avait été désorganisée par le caustique dans toute son épaisseur, j'ai enfoncé la pointe d'un bistouri bien acéré à la partie la plus déclive de l'escarre, et dès l'instant que j'ai vu s'écouler un peu de sérosité, j'ai poussé la pointe du bistouri devant moi, et je l'ai fendue ainsi dans toute sa longueur, sans déterminer ni aucune douleur, ni aucun écoulement de sang. En écartant les bords de la plaie, j'ai de suite aperçu les parois du kyste, que le caustique avait à peine entamé, et le saisissant avec des pinces, je l'ai arraché, ce qui a déterminé un peu de douleur à cause des adhérences profondes qu'il avait conservées : il n'y eut cependant aucun écoulement de sang. J'ai abandonné cette plaie à elle-même comme j'avais fait pour la première.

17 *Oct.* — Les deux tumeurs sont complétement affaissées ; il en résulte nécessairement que les bords de la plaie se trouvent être parfaitement en contact, sans qu'il soit nécessaire de les affronter par aucun des moyens mis en usage pour les autres plaies, où l'élasticité de la peau détermine un écartement qu'il faut nécessairement combattre, si l'on veut avoir une réunion immédiate, à laquelle succède une cicatrice linéaire. Quoiqu'il n'existe au lieu des deux loupes aucun symptôme d'inflammation, comme la malade accuse celle du devant de la tête d'être le siége d'une douleur assez vive, et qu'elle est sensible au toucher (ce qui n'a pas lieu pour l'autre) je permets pour la nuit l'application d'un petit cataplasme de farine de lin.

18 *Oct.* — J'attaque aujourd'hui, par la cautérisation linéaire, deux autres loupes situées sur le pariétal droit : l'une parfaitement sphérique et du volume d'une noix ; la seconde

située plus inférieurement, plus aplatie, occupe plus de place, quoiqu'elle soit un peu moins grosse : ni l'une, ni l'autre ne sont douloureuse. Deuxième cautérisation le 20 oct. La troisième, qui a lieu le 23, détermine une douleur permanente dans les deux loupes, même sans qu'on y touche. — Le 25, quatrième cautérisation. Le 27, je fends avec précaution les deux escharres, ce que je puis faire, comme pour les autres sans exciter aucune douleur, ni sans déterminer aucun écoulemement de sang. La peau ayant été atteinte dans toute son épaiseur, j'arrive sur la surface supérieure de chaque kyste, que le caustique a à peine touché ; mais leur adhérence avec les escharres m'en fait retarder l'extraction, à laquelle je procède le 8 novembre pour une ; mais l'espèce de violence qu'il m'a fallu employer me fait attendre davantage pour la seconde. Dans le même moment, j'attaque les deux dernières loupes, qui sont beaucoup plus plus petites que les quatre autres et qui paraissent bien moins adhérentes.

21 *Nov.* — Fatigué d'attendre pour cette quatrième, je profite de ce qu'un des bords de l'escharre commence à se détacher pour en opérer l'énucléation à l'aide du manche d'un bistouri ; ce à quoi je réussis assez facilement, sans grande douleur, mais non pas sans déterminer un écoulement marqué de sang ; ce qui a tenu à ce que la loupe, qui commençait à perdre ses adhérences du côté où l'escharre se détachait, les avait conservées de l'autre côté. Aussi, dois-je dire que si j'ai pu me hâter sans danger pour la malade, parce que je n'agissais pas sur la peau, j'eusse cependant encore mieux fait d'attendre que la loupe eût perdu toutes ses adhérences, ce qui aurait eu infailliblement lieu et eût amené son expulsion de la cavité qu'elle s'était formée et qu'elle occupait. Cette loupe a été examinée au microscope par mon confrère et ami M. le Dr Mandl.

Quant aux deux dernières loupes cautérisées pour la première fois le 21 nov., puis les 26 et 50, et une dernière fois le 2 déc., leur extraction a été fort facile et n'a offert aucune circonstance qui mérite d'être notée.

La femme G*** aujourd'hui (31 déc. 1855) n'a vu reparaître aucune des loupes extraites ; elle en avait plusieurs autres qui n'ont fait jusqu'à présent aucun progrès, et qui ne la gênent en aucune façon.

24. Je crois avoir parfaitement démontré les dangers de l'emploi du bistouri pour l'ablation des loupes et avoir en même temps dit la cause de ce danger : il est tout entier dans l'érysipèle, dont l'action du bistouri cause si souvent le développement. La potasse caustique a une action toute opposée sur les tissus vivants : *elle les frappe de mort* ! Je n'ai nullement la prétention d'avoir découvert cette propriété ; il me suffit d'en avoir fait une heureuse application.

25. M. le professeur Cruveilhier me paraît être un des premiers qui ait fait connaître ce mode d'agir du caustique que j'emploie. Il a prouvé par ses expériences sur les animaux vivants que son action si énergique, si rapide sur les tissus qu'elle atteint, y anéantit toute vitalité, bien loin d'y déterminer aucun travail inflammatoire qui se propagerait aux tissus voisins (1), alors même que ces tissus sont connus pour être de ceux qui s'enflamment avec le plus de facilité.

---

(1) Il m'a été objecté que cette *ligne animée* qui se montre autour de l'escharre produite par la potasse caustique, étant de sa nature inflammatoire, on ne voit pas pourquoi cette inflammation ne se propagerait pas aux parties circonvoisines. Cette objection ne me paraît fondée ni en théorie, ni en fait ! Ce cercle, qui établit la démarcation entre les tissus vivants et ceux qui viennent d'être frappés de mort par l'action de la potasse caustique, n'est nullement inflammatoire, *il est vital* ! et la preuve, c'est la limitation qu'il offre toujours, ainsi que l'absence de toute chaleur et de toute sensibilité. Il résulte de l'accumulation des principes vitaux qui existent dans tous nos tissus, et qui s'irradient de tous côtés, poussés par une certaine force vitale centripète, pour empêcher que la mort qui a frappé une petite portion de tissu, ne gagne du terrain. Tandis qu'à la suite d'une incision de la peau, et surtout de la peau saine, il s'établit sur chacun des bords de la plaie, si petite qu'elle soit, un travail inflammatoire qui se montre animé, (ainsi que toute nflammation du reste), d'une certaine force centrifuge patho-

26. Un second fait médical, de la plus haute importance, prouve encore l'innocuité de la cautérisation par la potasse caustique; c'est son application à la cure radicale des varices (1). Tout le monde sait, en effet, avec quelle facilité les varices s'enflamment (*Phlébite*) surtout quand on les soumet à toute autre opération qu'une incision pure et simple, de peu d'étendue, et faite avec un bon instrument, comme dans la saignée(2) et dans les amputations. Il n'en est plus de même quand on attaque les veines avec un caustique qui offre une grande analogie avec celui que j'emploie, le caustique de Vienne, que lui a substitué A. Berard, qui avait adopté cette méthode. Voici comment M. Bérard s'explique lui-même quant à l'innocuité de la méthode de M. Bonnet : « Il est rare « que le traitement détermine des accidents. Quand il en sur- « vient, ils n'offrent point de gravité. Une seule fois, sur plus « de 500 cautérisations, il s'est déclaré une phlébite mortelle, « dont la cause peut être attribuée à des circonstances faciles à

---

logique, morbide, qui fait qu'elle gagne superficiellement et en porfondeur aussi les tissus voisins. Les faits viennent à l'appui de la théorie que je viens de développer : combien d'érysipèles ne naissent-ils pas après la plus légère lésion de la peau ; tandis que je ne crois pas qu'on puisse me citer un exemple d'érysipèle à la suite de l'application d'un cautère par la potasse caustique.

(1) Celse (*Opera omnia.* — Liv. VII. - -Chap XXXI) est le premier qui ait institué une méthode pour la cure radicale des varices; il employait la cautérisation avec le cautère actuel. M. Bonnet, chirurgien distingué de Lyon, encouragé par M. Gensoul, a remis en vigueur cette méthode en substituant le cautère potentiel au cautère actuel. D'après la méthode rajeunie par M. Bonnet, la potasse caustique est appliquée sur le trajet de la veine, de manière à produire une escharre de 2 à 3 centimètres.

(2) Et cependant, tous les médecins savent que cette opération si simple donne, encore assez souvent, lieu à la phlébite, si facilement mortelle. M. Cruveilhier nous apprend qu'elle peut aussi causer un érysipèle qui, dans quelques cas, heureusement fort rares, a été mortel. —Voy. *Gazette des hôp.* An. 1849. — N° 142.

« éviter (1). » M. Bérard aîné, dernièrement encore doyen de la Faculté de médecine de Paris, dans l'art. *Pus* du *Dict. de méd.*, ou *Répertoire général*, 2° édit., tom. xxvi, p. 481), nous apprend que, depuis la publication de son Mémoire, son frère avait pu appliquer plus de trois cents fois le caustique de Vienne sur des veines variqueuses sans déterminer aucun accident.

27. Au témoignage d'A. Bérard, qui, je ne saurais trop le répéter, a pour moi la plus grande valeur, j'ajouterai celui de l'auteur de la *Revue clinique hebdomadaire de la Gaz. des Hôp.*, qui s'exprime ainsi au sujet de la méthode de traitement des varices par le caustique de Vienne : « Comment expliquer que « le caustique éloigne presque absolument les chances de phlé- « bite, si redoutables, au contraire, quand on touche aux vei- « nes dilatées avec l'instrument tranchant? Il faut peut-être « supposer qu'il a pour effet de resserrer les veinules aux « confins de l'escharre, de les oblitérer, et d'y rendre par là « l'inflammation impossible. Quoi qu'il en soit de cette expli- « cation, le fait est certain, et il suffit pour assurer à la cauté- « risation le suffrage des chirurgiens prudents. »

28. La potasse caustique fait plus que d'empêcher le développement de l'érysipèle et de la phlébite. Je vais montrer, par les deux faits suivants, qu'elle arrête le développement de la lymphagite, ainsi que celui du phlegmon diffus, qui accompagne si souvent l'érysipèle.

Obs. XV. Madame P***, âgée de 33 ans environ, d'un tempérament éminemment lymphatique, d'une mauvaise santé habituelle, portant probablement des tubercules dans les poumons, et que je venais cependant de guérir, à l'aide des préparations d'or, d'un engorgement considérable des glandes du cou (1), me fit appeler, le 20 octobre 1844, pour une maladie

---

(1) *Mém. sur le traitement des varices par le caustique de Vienne*, dans la *Gaz. méd.*, an. 1842.

(2) C'est en juillet 1837, que j'entrepris cette cure qui fut terminée au mois de novembre suivant ; elle date donc aujourd'hui

d'une nature assez singulière, et qui a été dans ces derniers temps l'objet d'études sérieuses et approfondies. Il lui était survenu depuis quelques jours un gonflement assez marqué de la jambe droite ; et, à l'examen que j'en fis, je reconnus un œdème de la portion moyenne postérieure de la jambe, avec existence de deux cordons parallèles à la longueur du membre, s'étendant depuis le jarret jusqu'au bas de la jambe. Ces cordons, qui étaient fort durs, peu douloureux à la pression, sans changement de couleur de la peau, offraient de nombreux renflements. Cette maladie, sans être fort douloureuse, gênait considérablement la marche et inquiétait la malade. Je diagnostiquai une *lymphagite*, que je combattis d'abord par les émollients et les adoucissants, et ensuite par les pommades résolutives. Ces moyens ne m'ayant donné aucun résultat satisfaisant, j'essayai (30 octobre 1844) de la cautérisation transcurrente, à l'aide de la solution de potasse caustique. Cette cautérisation fut renouvelée à des intervalles assez éloignés (les 1er, 9, 14, 20 et 27 nov.), car je n'avais pas besoin de faire pénétrer le caustique à une grande profondeur. Les premiers effets de ces cautérisations, qui étaient généralement assez douloureuses, furent de dissiper l'œdème et la douleur profonde qui existait dans le membre (*phlegmasia alba dolens*), et de faciliter ensuite l'usage de la jambe en amenant une diminution marquée de l'engorgement des deux vaisseaux lymphatiques malades. Deux dernières cautérisations, pratiquées les 5 et 10 déc. dissipèrent entièrement ce qui restait de cette sub-inflammation ; et madame P***, qui ne s'est plus jamais ressentie de cette maladie, retrouva le libre exercice du membre droit.

Obs. XVI. Mme la marquise de Pl***, au commencement de 1845, fit d'assez haut une chute sur le front. Il en résulta une plaie au fond de laquelle on apercevait le frontal dans une étendue de la grandeur d'une pièce de deux francs ; en outre,

---

31 déc. 1852) de plus de quinze ans, et rien n'est encore venu la démentir.

une artère fut rompue, et fournit une assez grande quantité de sang pour que M. le professeur Roux, que je m'empressai d'appeler en consultation, se trouvât dans la nécessité de faire la ligature d'une des artérioles fournies par la temporale et les auriculaires. Mais la double incision, qu'il fallut faire pour rechercher l'artériole à son origine, détermina un effrayant érysipèle, qui envahit presque tout le cuir chevelu et faillit faire succomber la malade, alors âgée de 86 à 87 ans; et causa le développement d'un immense phlegmon avec décollement dans toute la région du temporal, en avant de la fosse zygomatique, où paraissait être le foyer principal, en arrière dans la région occupée par le rocher, et supérieurement sur une grande portion du pariétal. J'avais pratiqué une première ouverture à l'aide d'un morceau de potasse caustique, placée au-dessus et en arrière de l'oreille droite, point où s'était d'abord manifesté le phlegmon pour s'étendre ensuite comme je l'ai dit. Mais la manière dont il s'était ensuite accru faisait que l'ouverture que j'avais pratiquée était très défavorablement placée pour procurer l'écoulement du pus, qui, remplissant quotidiennement cette immense poche, augmentait sans cesse le décollement. Aussi le même chirurgien qui avait fait la ligature pensa-t-il qu'on ne pourrait obtenir la guérison d'un semblable abcès qu'*en mettant à nu toute cette immense surface suppurante*. Mais je craignis que la malade ne pût résister au développement d'un nouvel érysipèle. Je me rappelai alors les résultats que m'avait donnés l'application du premier cautère, et j'en appliquai immédiatement un sur la région postérieure du crâne, à la réunion des pariétaux avec l'occipital. Le lendemain de cette application, je trouvai le décollement diminué des sept huitièmes de son étendue primitive; aussi ne s'écoula-t-il qu'une très petite quantité de pus à la chute de l'escharre, qui se fit longtems attendre. Ce fait me donna la pensée de tracer sur la peau, à l'aide d'un pinceau de bois trempé dans une solution concentrée de potasse caustique, dans toutes les directions où s'irradiait le phlegmon, de petits traits sur lesquels je me disposai, le lendemain, de faire agir

peu profondément le bistouri, qui n'aurait aussi intéressé que
des tissus préalablement frappés de mort. Mais quel ne fut
point mon étonnement quand je remarquai une diminution
dans l'étendue du phlegmon et dans la quantité du pus épan-
ché ! Une nouvelle cautérisation transcurrente fut immédiatement faite sur les mêmes traits que la première, et suivie, le
lendemain, d'une amélioration encore plus marquée, puisque
déjà plusieurs portions de la surface suppurante commençaient
à adhérer aux os sous-jacents. Je poursuivis ainsi avec cette
cautérisation superficielle le décollement partout où il conti-
nuait de se manifester, et l'action en fut si puissante que deux
cautérisations déterminèrent la résorption du pus et le recolle-
ment complet de la peau dans la fosse zygomatique, où le pus
s'accumulait à cause de la position déclive de cette région,
et où il n'avait plus d'issue, quand j'eus obtenu l'adhésion
de la peau entre cette portion encore suppurante, que par
l'ouverture faite avec la potasse caustique. Ce remarquable
résultat fut obtenu en dix ou douze jours.

29. Les loupes et les tumeurs analogues n'occupent pas seulement le cuir chevelu ; on en voit se développer sur les joues,
dans l'épaisseur des sourcils, des lèvres, au milieu des masses
musculaires qui garnissent la région postérieure du cou. Dans
toutes ces diverses régions, le danger est le même quand on
les attaque par le bistouri ; son action peut déterminer le développement d'un érysipèle, et l'érysipèle de la face est tout
aussi facilement mortel que l'érysipèle du cuir chevelu, vers
lequel il se propage presque toujours pour gagner le cerveau,
soit par les orbites soit par les sutures sagittales. Eh bien !
puisqu'il en peut être ainsi, et des faits trop nombreux sont là
pour ne pas permettre le doute à ce sujet, il faut faire à l'ablation de ces tumeurs l'application de la même méthode qui a
donné de si heureux résultats pour le cuir chevelu. C'est ce
que j'ai fait, et le succès a répondu à mon attente ; seulement,
je dois dire que ces tumeurs n'étant pas toujours constituées
comme celles qui siégent sur la tête, il ne suffit plus de diviser
la peau par l'action caustique ; il faut de plus détruire la tu-

meur elle-même par une succession de cautérisations répétées
dans lesquelles on a soin de respecter la peau, afin d'avoir ensuite une cicatrice analogue à celle qu'aurait donnée l'instrument tranchant.

Obs XVII. — Le nommé Jassogne, concierge dans l'île
Saint-Louis, adonné à l'ivrognerie, mais d'une bonne santé,
portait sur l'os de la pommette du côté gauche, une tumeur qui
avait le volume et la forme d'une moitié d'œuf; il ignore à
quelle époque, on pourrait faire remonter le commencement
de cette tumeur, qui ne lui cause du reste ni douleur, ni
gêne et qui est fort dure au toucher.

Je fis une première cautérisation le 20 novembre 1846, et
elle fut renouvelée les jours suivants, d'abord tous les jours,
puis tous les deux jours, et ensuite seulement deux à trois fois
par semaine. Vers la fin de novembre une première escharre se
détacha et permit de faire pénétrer la cautérisation plus profondément en déposant le caustique dans le sillon laissé par la
chute de l'escharre. Une seconde et une troisième escharre se
détachèrent successivement et permirent de faire avancer la
cautérisation, qui avait divisé, vers la moitié du mois de décembre, la peau fort épaisse en cet endroit.

Quand la chute de cette troisième escharre, chute qui fut faci-
litée par un écoulement assez abondant de sérosité, eut permis
à l'œil d'explorer l'intérieur de la tumeur, je reconnus qu'elle
était constituée par une matière blanche, ressemblant assez à
du saindoux, renfermée dans de nombreuses cellules et non
point dans une seule membrane ou kyste. Je dus alors détruire
tout l'intérieur de cette tumeur par des cautérisations successives, et en faisant pénétrer le caustique sous la peau, ce qui
put avoir lieu sans causer presque de douleur et en n'excitant,
comme seul phénomème de réaction, qu'un peu de rougeur à la
peau. Il me fallut encore pratiquer douze ou quinze cautérisations à des intervalles variés. Au fur et à mesure que la tumeur
diminuait de volume, la solution de continuité obtenue par les
premières cautérisations diminuait d'étendue, au point qu'il
était difficile dans les derniers moments de faire pénétrer le

caustique sous la peau. La dernière cautérisation fut faite le 5
février 1847. La tumeur était alors entièrement effacée, et il
n'en restait pas d'autre trace qu'une cicatrice linéaire longue
de 15 millimètres environ, et semblable à celle qui aurait succédé à l'incision faite par le bistouri. Aucune rechute n'est venue démentir cette cure (31 déc. 1852).

Obs. XVIII. — Saulnier, âgé de 55 ans, d'une bonne
constitution et d'une bonne santé habituelle, porte sur le front,
entre la bosse frontale gauche et l'extrémité interne du sourcil,
une tumeur ayant la forme d'une demi-sphère , proéminente
de 15 à 18 millimètres, et ayant à sa base 28 millim. de diamètre. L'origine de cette tumeur remonte à sept ans environ, époque où elle n'avait guère que le volume d'un gros
pois. Elle fit d'abord des progrès fort lents ; mais depuis les
six derniers mois, elle a acquis le volume d'une grosse noix.
Au dire de Saulnier, cette tumeur commença à se développer
peu de temps après un coup violent qu'il s'était donné au front,
et après que l'ecchymose, assez considérable, qui lui succéda,
se fut dissipée.

Je pratiquai immédiatement (16 sept. 1849) une première
cautérisation, qui fut renouvelée les 18, 19, 24 et 26 sept. —
Je ne revis le malade que le 7 oct., et je trouvai la tumeur très
diminuée par suite d'un écoulement abondant de sérosité, qui
eut lieu cinq ou six jours après la dernière cautérisation. Je
reconnus en même temps que la peau était divisée dans toute
son épaisseur, et dans la moitié environ de l'étendue de l'escharre. Immédiatement sous la peau , existait une membrane blanchâtre , que je dus prendre pour la membrane
propre du kyste ; mais quand j'essayai d'en détacher la peau,
je reconnus qu'elle y adhérait intimement, qu'elle était fort
mince, puisqu'elle se rompit au moindre effort que je fis pour
l'en détacher. Je pénétrai alors dans le centre de la tumeur, qui
me parut composée de sang extravasé et d'une matière blanchâtre , assez semblable à celle qu'on trouve dans les autres
loupes, cependant plus consistante et que je considérai comme
de l'albumine organisée.

Je pratiquai une huitième cautérisation, en ayant le soin de faire pénétrer le caustique le plus profondément possible dans le centre de la tumeur ; elle fut suivie d'un suintement sanguinolent, qui s'échappait du centre de la tumeur, et que j'eus beaucoup de peine à arrêter. Cette cautérisation excita à peine de douleur, et un peu d'engourdissement dans la tempe droite. Neuvième et dixième cautérisations les 10 et 16 oct., qui furent suivies du même phénomène. A cette dernière époque, la tumeur était diminuée au moins de moitié. Onzième, douzième et treizième cautérisations les 20-27 oct. et 2 nov. A cette dernière cautérisation, je pus encore mieux me convaincre qu'aux précédentes de l'adhérence intime de la face musculaire de la peau avec la surface de la membrane du kyste. De sorte que si on avait voulu enlever cette tumeur avec le bistouri, on n'aurait pu y réussir qu'à l'aide d'une patiente dissection, qui, par sa longueur, aurait augmenté les chances du développement d'un érysipèle.

10 *nov*. — La tumeur du front est aujourd'hui diminuée au moins des deux tiers ; je pratique la quatorzième cautérisation, en ayant toujours le soin de faire pénétrer le caustique au milieu du produit morbide et sous la peau, avec laquelle la tumeur conserve la plus forte adhérence. Toutes ces cautérisations, qui n'intéressaient plus la peau, n'ont excité aucune douleur, mais ont été toujours suivies d'un écoulement abondant de sang. — 17 nov. quinzième cautérisation. La tumeur continue de diminuer rapidement ; mais son adhérence à la peau est mieux caractérisée que jamais.

5 *déc.* — J'ai revu aujourd'hui (après une assez longue suspension de traitement) M. Saulnier, et j'ai été fort émerveillé de voir combien sa loupe est aujourd'hui diminuée; diminution de plus en plus marquée chaque fois qu'est tombée l'escharre, qui s'est renouvelée deux ou trois fois. — Seizième cautérisation. Je pratique la dix-septième le 10 déc., et elle fut suivie d'une nouvelle diminution de la tumeur, ainsi que la dix-huitième cautérisation, qui a lieu le 24 déc. suivant.

Enfin le 14 janvier 1850, en voulant enlever l'escharre, qui était fort adhérente, j'ai entraîné avec elle un kyste, gros comme un grain de plomb n° 4, et qui adhérait évidemment au périoste. Après cette petite opération, qui a eu lieu sans douleur, et qui a été suivie de l'écoulement d'un peu de sang, il ne restait plus qu'un peu d'empâtement autour de la petite plaie. Ce kyste a été l'objet d'un examen microscopique fait avec l'aide de mon ami M. le Dr Mandl.

30. Dans les deux cas qui précèdent, les tumeurs que j'ai détruites n'étaient qu'une véritable difformité ; mais il arrive souvent qu'elles sont en même temps et une difformité et une cause de gêne. Ainsi, chez un de nos malades, la tumeur occupait l'épaisseur de la lèvre et diminuait un peu la liberté de la parole ; chez l'autre, située dans l'épaisseur du sourcil, elle diminuait le champ de la vision, et rendait moins libre le mouvement de la paupière supérieure.

Obs. XIX. Le nommé Blanchard, rue et île Saint-Louis, âgé de 52 ans, portait dans l'épaisseur de la lèvre supérieure à droite et près de l'aile du nez une tumeur grosse environ comme une balle de calibre. Son origine remontait à deux ans au moins. D'abord grosse comme un petit pois, elle était restée longtemps presque stationnaire ; mais depuis six mois elle a fait des progrès assez rapides pour atteindre la grosseur actuelle. Elle est insensible au toucher, bilobée et à son sommet on aperçoit une veine variqueuse.

La première cautérisation fut pratiquée le 30 mars 1848, en traçant sur la tumeur une ligne perpendiculaire à l'ouverture de la bouche ; cette cautérisation fut renouvellée, le 31 mars et les 1er, 3, 6, 8, 10, 14, 17 et 22 avril. A cette époque, la peau fut intéressée dans toute son épaisseur et l'escharre, en se détachant permit d'apprécier la nature de la tumeur, qui n'était pas renfermée dans un véritable kyste ; mais c'était une matière blanchâtre contenue dans les aréoles du tissu cellulaire et divisée par conséquent en plusieurs lobes et lobules. Il fallut alors attaquer le centre de la tumeur en portant le caustique sous la peau, et en détruisant ainsi par des cautérisations successives toutes les productions morbides. Ce qui fut fait par des cautérisations répétées les 3, 6, 11, 16, 20 et 31 mai. On voit que j'éloignais les applications du caustique au fur et à mesure que j'avançais dans mon travail de destruction. Deux dernières cautérisations furent faites les 5 et 10 : au fur et à mesure que la cautérisation détruisait le centre de la tumeur, la peau s'affaisait, les bords de la plaie se rapprochaient, et la cicatrice qui succédait à cette opération était linéaire et sans aucune bride. —J'ignore ce qu'est devenu ce malade qui, s'étant compromis dans l'insurrection de juin, a été sans doute déporté.

Obs. XX. — Théodore G***, fils de la femme G*** qui fait l'objet de l'observation XIVᵉ (23), et que j'ai débarrassée de plusieurs loupes, porte sur le sourcil droit, vers l'angle externe de l'œil une *tumeur congénitale*, oblongue, molle et presque fluctuante.

Je pratiquai le 9 septembre 1847, avec la solution concentrée de potasse caustique, une première cautérisation linéaire perpendiculaire à l'axe du corps et parallèle au plus grand axe de la tumeur ; cette cautérisation fut renouvelé les 10, 11, 13, 16, 20 et 27 suivants.

Le premier octobre, je fis une huitième cautérisation, le long du bord supérieur de l'escharre, qui se relevait dans toute son étendue. — Le 6 on aperçoit sur le trajet de la précédente cautérisation une ligne semi-transparente, qui indique qu'on doit être bien rapproché du kyste ; neuvième cautérisation. Le 11, cautérisation après avoir enlevé une portion superficielle de l'escharre, qui s'était détachée seule. — 20 octobre ; depuis la cautérisation du 11, état presque stationnaire; cependant aujourd'hui l'escharre paraît se détacher un peu ; mais il me semble que le kyste n'est pas encore atteint, ce qui me fait avoir recours à une nouvelle cautérisation, en ayant le soin de faire en sorte de la faire pénétrer sous l'escharre. — 27. L'escharre se détache en partie à chacune de ses extrémités ; mais sa partie moyenne reste fortement adhérente ; je prends le parti de la fendre légèrement en ayant bien le soin de n'intéresser dans mon incision que la portion de peau désorganisée par le caustique ; aussi n'ai-je causé ni douleur, ni effusion de sang. J'ai enlevé en outre toute la portion de l'escharre qui se détachait : cette double opération m'a fait acquérir la certitude que la cautérisation n'avait point encore intéressé la peau dans toute son épaisseur ; aussi ai-je pris le parti de faire une nouvelle cautérisation ; c'est la douzième.

8 *Nov.* Cette dernière cautérisation du 27 oct. a été en partie décisive ; en effet, le kyste s'était vidé en partie en laissant échapper par le bord externe du sourcil un flot d'une matière blanchâtre, filante, homogène, et dont les molécules étaient assez adhérentes entre elles pour former un long cordon que le malade a comparé à un morceau de macaroni. Aujourd'hui j'ai fini de vider le kyste, qui renfermait encore de cette matière assez semblable à du lait caillé ; mais quand j'ai voulu enlever le kyste lui-même, je l'ai trouvé si adhérent au bord supérieur de la solution de continuité formée par l'escarrhe que j'avais préalablement et facilement enlevée, que j'ai cru devoir faire le long du bord une nouvelle cautérisation afin d'arriver à enlever le kyste sans exciter de douleur, et surtout sans irriter la peau.

Cette dernière cautérisation a été suivie d'une réaction assez vive et d'un gonflement de la région surciliaire de la paupière assez intense pour que le globe de l'œil ait été pour un moment entièrement caché ; mais du moins elle a été décisive et aujourd'hui (12 nov.) l'escarrhe, qui s'était de plus en plus rétrécie, est tombée entièrement avec les parois du kyste,

En arrachant (le 16 nov.) une petite croûte, j'acquis la conviction qu'il ne restait plus aucune trace ni du kyste ni de la tumeur; aussi le sourcil est-il aujourd'hui collé sur l'os, comme celui du côté gauche. Mais la cicatrice offre une dépression très marquée sous la forme d'un sillon dans lequel on pourrait faire pénétrer la lame d'un couteau et qui est un indice certain que dans ce cas comme dans celui de l'Obs. VII (15) il y avait commencement d'altération de l'os, aussi le sourcil ne cachet-il qu'incomplétement la cicatrice, qui dans ce cas comme dans tous ceux où l'os est altéré, adhère à l'arcade surciliaire.

51. Dans les deux observations suivantes, chaque tumeur n'avait encore acquis qu'un volume insignifiant; mais chacune occupait des régions, où leur développement pouvait devenir une grande cause de gêne. Elles ont été l'une et l'autre, vu leur peu de volume et le peu d'épaisseur de la peau qui les recouvrait, détruites avec la plus grande facilité et très promptement.

Obs. XXI. La femme Saulnier, âgée de 28 ans, demeurant à Paris, rue de la Cerisaie, est venue me consulter le 16 septembre 1849, pour une petite tumeur située un peu au-dessus de l'angle externe de l'œil droit; cette tumeur, dont l'origine remontait à environ seize mois, commençait à prendre un peu de développement depuis quelques semaines, et elle a acquis aujourd'hui le volume d'un gros pois. Je pratiquai immédiatement une première cautérisation; elle causa une vive douleur qui se prolongea assez longtemps. — Cette cautérisation fut renouvellée les 17-18-24 et 26 septembre.—Le 5 octobre, en enlevant l'escharre, qui commençait à se détacher, j'ai entraîné avec elle une petite masse composée de matière sébacée, qui remplissait une petite cavité, sans être renfermée dans un kyste bien évident; je ne fis rien autre chose que de bien nettoyer cette cavité, qui trois à quatre jours après était complétement refermée, laissant une cicatrice à peine visible.

La guérison qui précède a été obtenue par une opération bien simple et qui, malgré la douleur qu'elle a excitée, n'a été suivie d'aucun accident; il n'en est plus de même si elle est pratiquée à l'aide de l'instrument tranchant. Ainsi il m'a été parlé d'un jeune homme de la société qui, ayant été opéré à l'aide du bistouri d'une tumeur semblable et située de même, en avait ressenti une douleur si vive, qu'elle détermina une syncope suivie d'une attaque de nerfs.

Obs. XXII. — Mlle Clémentine M***, âgée de 18 ans environ, avait, dans l'épaisseur de la grande lèvre, du côté droit, une tumeur du volume environ d'un gros pois et qui gênait quelquefois un peu la marche. L'application d'un morceau de potasse caustique gros comme un grain de millet suffit pour ouvrir (11 février 1841) un petit kyste qui renfermait de la matière sébacée analogue à de l'huile d'olive congelée. Une légère pression exercée sur le kyste le vida entièrement et une seconde cautérisation, pratiquée avec la potasse caustique liquide, fut suffisante pour détruire complétement ses parois. La cicatrisation de la petite plaie qui en résulta fut fort rapide.

32. L'observation suivante démontre, ainsi qu'une autre que je relaterai plus tard, que le plus grand nombre de ces tumeurs se développe sous l'influence d'une cause commune et semblable, quelque soit, du reste, le siége qu'elles occupent. Ainsi, dans cette observation, on rencontre en même temps une loupe occupant le cuir chevelu et une seconde tumeur d'une nature un peu différente, mais analogue cependant, quoiqu'elle ait son siége, ainsi que dans un cas précédent, dans l'angle interne de l'œil.

Obs. XXIII. — Elisa Jassogne âgée de 50 ans, bien réglée, bien portante, fille de Jassogne, sujet de l'Obs. XVII (29), porte deux loupes : une première, grosse comme un œuf de pigeon, occupe le derrière de la tête sur la suture qui unit le pariétal gauche avec l'occipital. — La seconde a son siége à l'angle interne de l'œil droit et a le volume d'une amande ordinaire.

La première de ces loupes a été enlevée par quinze à dix-huit cautérisations, pratiquées du 15 avril au 15 mai suivant (1847). Elle m'a offert le même aspect et la même composition que les loupes ordinaires ; seulement elle renfermait une matière plus ramollie.

A cette même époque du 15 mai, j'attaquai la seconde loupe par une suite de cautérisations successives faites avec la plus grande prudence à cause du voisinage de l'œil. Cette seconde loupe n'était pas renfermée dans un kyste du moins apparent, et la matière qu'elle renfermait, aussi durcie que celle contenue dans la loupe dont j'avais débarrassé le père, offrait quelque analogie avec de l'axonge. Vers la fin de ce traitement qui fut plus long que pour la loupe de la tête, la tumeur qu'on aurait pu croire absolument détruite, se développa tout à coup une première fois et se vida presque entièrement en fournis-

sant un pus de très bonne nature. Ce phénomène s'était m
nifesté à la suite des dernières cautérisations ; je n'en pratiqu
pas moins une nouvelle, et cette fois avec le soin de faire p
nétrer le caustique par l'ouverture qui avait donné l'écoul
ment au pus, dans l'intérieur même de la tumeur. Cette ca
térisation qui fut décisive, donna lieu à une tuméfaction e
core plus considérable que la première et qu'il fallut combatt
par l'application de petits cataplasmes émollients. Ces applic
tions déterminèrent la sortie d'une abondante quantité de pu
qui fut suivie non-seulement de la juxta-position des p
rois du kyste, mais aussi de leur adhérence ; car en cauté
sant le point d'écoulement, j'essayai, en vain, de faire pén
trer du caustique dans l'intérieur du kyste.

La guérison de cette seconde loupe était complète, qua
celle de la tête, qui n'était point encore entièrement cicatris
et qui avait toujours offert un léger suintement, se dévelop
de nouveau ; mais en arrachant une petite croûte qui reco
vrait une partie de la cicatrice, j'entraînai un petit fragme
du kyste, qui avait échappé aux précédentes cautérisations
qui était la cause de ce qui était survenu en dernier lieu.
fis une cautérisation des parois du kyste le 1ᵉʳ octobre et je
renouvellai le 6 suivant ; celle-ci fut la dernière, la tume
s'affaissa complètement ; les parois supérieures de la tume
vinrent adhérer sur les parois inférieures, et la cicatrisati
s'opéra rapidement.

Elisa Jassogne a succombé dans les premiers mois de l'a
née 1852 aux progrès rapides d'une affection tuberculeuse d
poumons, sans que rien fût venu démentir cette double gu
rison.

55. J'opposerai encore à tous ces succès obtenus par
méthode (et obtenus sans difficultés, sans le plus léger acc
dent), des faits plus récemment observés que ceux que j'ai dé
relatés et qui prouvent surabondamment les risques que fa
courir le bistouri. Ainsi dans l'observation que j'intercalle ici
l'issue fatale de l'opération chirurgicale prouve ses dange
même quand la tumeur qu'on veut enlever n'occupe pas l

cuir chevelu ou la face. C'est à cette observation que je faisais allusion plus haut.

Obs. XXIV. Un anglais âgé de 50 ans environ, d'un tempérament sanguin, occupant dans son pays une position fort élevée, avait vu survenir, sans cause appréciable, à la base d'une des bosses occipitales, une tumeur qui avait fini par acquérir par un accroissement fort lent, un volume tel qu'elle constituait une difformité désagréable. Aussi, quand il vint à Paris pour être débarrassé de sa tumeur, insista-t-il auprès de l'habile chirurgien qu'il consulta, et qui montrait quelque répugnance à faire cette opération, qui fut pratiquée le 28 mars 1850, sans qu'il se manifestât rien de particulier. Les deux jours qui suivirent l'opération se passèrent parfaitement bien ; mais le troisième jour au matin, la cicatrice devint douloureuse, s'enflamma, et il se développa rapidement un érysipèle, qui ne tarda point à gagner le cuir chevelu, envahit toute la tête, et s'accompagna rapidement de symptômes cérébraux. C'est en vain qu'on mit en usage une médication fort active et fort énergique, le malade n'en succomba pas moins le 11 avril : l'autopsie n'en a point été faite.

Cette observation m'en rappelle une autre, dont l'issue a été aussi fatale, et qui a été rapportée par Astley Cooper, qui, ainsi que nous l'avons vu plus haut (17), s'est specialement occupé de ce sujet.

Obs. XXV. « Une dame était attaquée sur le cuir chevelu « d'une tumeur enkystée : on lui en fit l'ablation. Trois jours « après cette opération, la malade eut l'imprudence de prendre « un bain froid. Quelques moments après, elle fut saisie de frissons et de douleurs vives à la tête ; une inflammation érysipé-« lateuse se déclara sur la tête et la face, et malgré les secours « les plus prompts que lui administra un médecin très distingué « (le docteur Baillie), cette femme succomba à cette inflamma-« tion.

34. J'invoquerai encore ici le témoignage du professeur Lallemand, que j'ai déjà nommé : consulté il y a quelques années, alors qu'il occupait à Montpellier la chaire de clinique

chirurgicale, où il a laissé de si brillants souvenirs, par un individu de la société, qui portait une loupe sur la tête et qui voulait en être débarrassé. M. Lallemand, qui connaissait les dangers de ce genre d'opération, fit tout ce qu'il put pour l'en dissuader et se refusa formellement à l'opérer. Quelques mois après, il rencontra à l'établissement qu'il a fondé à Vernet (Pyrénées-Orientales), la femme de ce même individu ; mais elle était en grand deuil. Interrogée par lui, cette dame lui raconta qu'elle avait tout récemment perdu son mari, qui, méprisant ses sages avis, avait voulu faire enlever sa loupe. *Un érysipèle du cuir chevelu, qui s'était développé peu de temps après l'opération, l'avait fait rapidement succomber !*

Un de mes clients a connu un monsieur, qui ayant été opéré d'une loupe, est mort le cinquième jour de l'opération d'un érysipèle de la face et du cuir chevelu.

Je soigne dans ce moment (mai 1852) un artiste de la province, qui porte 8 loupes dans la tête ; deux avaient déjà été heureusement enlevées par le bistouri, lorsqu'il apprit qu'une dame âgée de 40 ans liée avec des personnes de sa famille venait de mourir d'un érysipèle du cuir chevelu et de la face, qui s'était développé à la suite de l'ablation d'une loupe qu'elle avait à la tête. — Pendant que je traitais Théodore G*** qui fait le sujet de l'obs. XX (30), un camarade de ce jeune homme entrait à l'hospice pour se faire débarrasser d'une loupe qu'il portait au milieu du front, et il y mourait peu de temps après l'ablation par le bistouri, qui fut suivie d'un érysipèle de la face (1).

35. Je pense qu'il ne sera pas sans quelque intérêt de rechercher maintenant quelle est la nature de ces tumeurs, et quelles sont leurs causes ?

---

(1) Je retrouve encore dans mes notes six autres faits *dont quatre mortels !* d'érysipèles survenus à la suite d'ablation de loupes ou d'autres tumeurs. Je dois ajouter que plusieurs des individus que j'ai opérés par ma méthode, avaient été témoins de faits semblables, ce qui les empêchait d'avoir recours au bistouri, malgré la rapidité et la simplicité de ce genre d'ablation.

On les a divisées en deux classes : *loupes enkystées*, et *loupes non enkystées :* je m'occuperai d'abord des premières. — On en rencontre sur toutes les parties du corps cependant, elles siégent de préférence sur le cuir chevelu, à la face, dans le voisinage des orbites : elles sont rarement isolées. Astley Cooper (*Loc. cit.*, tom. ii. p. 596) a vu un malade qui en avait neuf sur la tête, un autre qui en avait seize. « Il n'est « pas rare, dit-il, d'en trouver chez le même individu qua- « torze, quinze et même seize. Je ne puis à ce sujet résister au désir de citer l'observation suivante empruntée à Alibert (1).

Obs. XXVI. « Le nommé François Cantal, parvenu à l'âge « mûr, d'un tempérament lymphatique, ayant les yeux bleus, « mais les cheveux et les sourcils noirs, présentait une quan- « tité innombrable de loupes graisseuses à la surface antérieure « de son corps. Ces loupes, dont les unes étaient implantées « dans le cuir chevelu, les autres répandues sur le visage, la « poitrine, l'abdomen, le dos et les extrémités, n'avaient pas « toutefois le même volume, la même forme et la même con- « sistance ; leur grosseur variait depuis les dimensions d'une « olive jusqu'à celles d'une poire. Les unes étaient dures, réni- » tentes, et semblaient remplies d'une humeur ayant beaucoup « de ressemblance avec le suif ordinaire. Telles étaient celles « que l'on trouvait à la surface de la tête ; elles étaient petites, « aplaties, sans doute à cause de la résistance des enveloppes « extérieures du crâne, qui les empêchait de se développer. Les « Les autres étaient arrondies, moins fermes que les précé- « dentes ; à la partie antérieure du corps, on en voyait une qui « simulait un goître ; celles qu'on trouvait sur les épaules et « sur le dos étaient lâches, pendantes, avaient un pédicule « étroit, formé seulement par la peau ; leur fond sembait « formé par des pelotons de vaisseaux lymphatiques ; la peau « qui les recouvrait était violette, plissée et ridée. Les loupes « qu'on trouvait sur les membres thoraciques et abdominaux

---

(1) *Nosologie naturelle ou les maladies du corps humain distri-buées en familles.*— Paris, 1828, tom. 1, pag. 514.

« n'offraient rien de particulier : elles s'y étaient développée,
« en nombre très considérable. Toutes ces tumeurs étaient
« sans douleurs, sans chaleur, et n'incommodaient le malade
« que par leur effrayante multiplicité. L'enveloppe cutanée se
« faisait remarquer par une flacidité et une mollesse extraordi-
« naires. »

56. La cause d'une si singulière maladie est difficilement
appréciable. Certainement, dans quelques cas, elle est locale
comme la maladie elle-même. Un coup, une chute sur la tête,
une pression prolongée sur une partie quelconque du corps,
peuvent déterminer le développement d'une tumeur de ce genre. Mais lorsqu'elle apparaît spontanément, lorsqu'il en naît un
grand nombre chez le même individu, comme dans les observations précédentes, il faut bien alors admettre une disposition
particulière, et, par conséquent, des causes spéciales. Il faut
ranger parmi elles l'hérédité. *« Ces tumeurs sont héréditai-
res ! »* dit Astley Cooper (*Loc. cit.*, pag 397). Il ajoute qu'il a
souvent entendu faire à des malades la réflexion suivante :
« J'ai plusieurs tumeurs sur la tête, et mon frère (ou ma mère)
« en a également. » Il fait, de plus, observer qu'on rencontre
de ces tumeurs chez plusieurs membres d'une même famille.
« Le docteur Pacifico, dit-il encore, me pria d'enlever plusieurs
« de ces tumeurs à un malade. Lorsque j'eus terminé cette
« opération, un parent de l'opéré me dit : Monsieur, vous
« m'obligerez de me faire la même opération ; et un autre
« membre de la même famille me fit la même demande. »

Quelques-uns des faits que j'ai consignés dans ce Mémoire
viennent à l'appui de l'opinion de Cooper. Ainsi, le père et
l'aïeul, et un oncle paternel de M. Gaudichaud (*Obs. V*, 12),
avaient eu tous trois des loupes dans le cuir chevelu ; la mère
de M. A*** (*Obs. XIII*, 22) ainsi que sa sœur en avaient eu
pareillement ; chez toutes deux, elles ont été enlevées par le
bistouri sans accident. L'*Obs. XIV* nous est fournie (23) par
la femme Gaillet, dont le fils, le nommé Théodore G***, est le
sujet de l'*Obs. XX* (30) ; enfin, j'ai traité le nommé Jassogne
(*Obs. XVII*, 29) et sa fille (*Obs. XXIII*, 52) pour des lou-

pes siégeant à la face ou dans le cuir chevelu. Je citerai bientôt un autre exemple d'hérédité, emprunté à la *Physiologie patholo-gique* de M. H. Lebert. Enfin, j'ai été consulté, le 23 avril 1850, par M. F***, qui porte une petite loupe dans le cuir chevelu , et une tumeur qui m'a paru être un lipome, et qui est situé dans la profondeur des muscles, qui recouvrent la hanche droite. La sœur de M. F*** porte plusieurs loupes dans le cuir chevelu, et comme il y en avait une qui avait acquis quelque volume et qui la gênait, elle lui a été enlevée à l'aide du bistouri, et sans aucun accident, par M. le docteur Gambournac , médecin à Bourges. Le père de ces deux personnes a été opéré par Blandin d'une tumeur assez volumineuse (*Lipome* ou *Stéatome*) qui siégeait sur un des côtés de la colonne vertébrale, et qui, au dire de l'opérateur, offrait un commencement de dégéné-rescence.

37. Sans me prononcer sur l'influence que peut exercer le vi-rus syphilitique pour causer une semblable maladie, je citerai le fait suivant, qui n'est pas sans quelque intérêt : « Marjolin a vu, à l'hospice de la Salpétrière, une femme qui avait été af-fectée plusieurs fois de syphilis, et chez laquelle la face, le cou, le tronc, les bras et les cuisses étaient couverts de plus de cent lipomes pédiculés ; la peau qui les enveloppait était de couleur bleuâtre ; le volume de la plupart de ces lipomes, à leur base, n'excédait pas celui d'une noix ; beaucoup d'entre eux étaient plus petits (*Répertoire général des sc. méd.*, t. XVIII, p. 200, à l'art. LOUPE). On comprend que, tout en ad-mettant le fait, on peut contester la cause, qui aurait été ren-due plus probable si un traitement anti-syphilitique avait fait disparaître tous ces produits pathologiques.

38. Je vais maintenant rechercher quelle est la nature intime de ces tumeurs. « En les disséquant, dit Astley Cooper, (*Loc.* « *cit.*, p. 398), on trouve qu'une partie de leur surface adhère « très fortement à la peau ; dans d'autres parties, cette union a « lieu simplement à l'aide du tissu cellulaire. Lorsqu'on a en-« levé la peau, on trouve un kyste qui est enchâssé dans le « tissu cellulaire à une profondeur plus ou moins grande, et

« proportionée au volume de ces tumeurs ; l'épaisseur de la
« membrane qui entre dans la formation du kyste varie d'après
« le siége de la tumeur. Est-elle située sur la face ou près de
« l'angle de l'œil, le kyste est très mince, et devient friable
« par la moindre pression ; est-elle située sur le dos, le kyste
« est beaucoup plus épais ; a-t-elle son siége sur la tête, le
« kyste est très dur et si épais, que sa forme n'est pas même
« altérée, lorsqu'on a donné issue aux liquides qui y sont con-
« tenus ; il est, en outre, si élastique, que, si on le comprime,
« il revient promptement sur lui-même, et reprend son vo-
« lume primitif. »

« On trouve au dedans de ce kyste un repli de l'épiderme
« qui adhère à l'intérieur de la tumeur. On remarque au de-
« dans de ce repli plusieurs desquammations de cet épiderme,
« et cette sécrétion a lieu, vraisemblablement, à mesure que le
« kyste fait des progrès. » Cooper a injecté les vaisseaux qui
alimentent ces kystes, et il les a trouvés nombreux, mais peu
développés.

« Lorsque ces tumeurs ont été ouvertes, elles donnent, en
« général, issue à une substance semblable à du lait caillé,
« dont l'odeur est aigre et quelquefois très fétide, si l'inflam-
« mation y a opéré quelque changement. D'autres fois, elle
« ressemble à de l'albumine coagulée, mais elle présente beau-
« coup d'anomalies, etc. » ; aussi Astley Cooper approuve-t-il peu
les distinctions qu'on établit entre ces tumeurs d'après le liquide
qu'elles renferment ; parce qu'il pense (et je suis assez disposé
à partager son opinion) que ces différences ne sont souvent
« que des modifications de la substance, qui se développe dans
« la même maladie. »

39. Quant à leur origine, voici comment s'exprime le même
auteur : « Ces tumeurs prennent, je crois, naissance dans
« un follicule très élargi, qui ne peut donner issue aux ma-
« tières qu'il renferme, à cause de l'obstruction de l'orifice, au
« moyen duquel ce follicule s'ouvre ordinairement sur la sur-
« face de la peau. (*Loc. cit.*, pag. 404.). » Cooper ne s'explique
pas très clairement au sujet de la nature de ce follicule, qui peut

devenir le point de départ d'une loupe ; mais tout fait présumer que c'est d'une *glande sébacée* qu'il entend parler. La forme, en effet, de ces glandes, semblables à une petite fiole à goulot étroit, est très favorable au développement de ces tumeurs. Cooper pense que c'est par suite de l'obstruction de l'ouverture de la glande qu'avait lieu son augmentation de volume, ses parois formant alors la membrane propre du kyste.

« Ces tumeurs enkystées se développent et s'accroissent, dit « Cooper (*Loc. cit.*, pag. 406), de la manière suivante : Un « follicule commence à s'obstruer à l'endroit où il se termine « sur la peau ; il s'étend, pendant que sa sécrétion continue, au « dedans du tissu cellulaire. L'obstruction de ce follicule donne « naissance à une tumeur dont le volume est proportionné à « l'obstruction plus ou moins considérable du follicule, et au « temps depuis lequel s'est développée cette tumeur. »

Cooper admet ensuite deux causes de l'obstruction de l'ouverture du follicule. La pression, la contusion du follicule donneraient lieu à la formation de loupes accidentelles, de celles qui ne reconnaissent point une cause générale. Pour celles-ci, il s'exprime ainsi : «Mais lorsque la peau n'exerce pas ses « fonctions d'une manière régulière, que ses sécrétions sont « altérées, le défaut d'une transpiration propre à entrete-« nir la santé donnera lieu à ces tumeurs, vu l'épaississement « de l'humeur sécrétée, qui ne peut passer à travers l'orifice « du follicule.»

40. Cette théorie de la formation des loupes démontre *à priori* la nécessité de l'ablation entière du kyste pour obtenir leur cure radicale. En effet, quand on ne fait que les ouvrir par l'instrument tranchant (ce qui entraîne tous les dangers que j'ai fait connaître), on établit une communication plus directe entre eux et la peau ; on met sans doute à découvert leur cavité; mais on ne change pas la nature de la membrane du kyste, qui continue sa sécrétion comme auparavant. « On conçoit aussi maintenant pourquoi ces tumeurs di-« minuent quelquefois d'une manière soudaine ; elles s'ouvrent « du côté de leur follicule, donnent issue aux matières qu'elles

« renferment, et diminuent de volume ; mais le follicule s'obli-
« tère, et la tumeur se reproduit. »

41. Ces explications théoriques d'Astley Cooper rendent assez bien compte de quelques-uns des phénomènes offerts par la
marche de ce genre de tumeurs, et indiquent le mode de traitement qu'il faut leur appliquer. J'ai pensé, cependant, que le
microscope pourrait compléter les recherches de l'illustre chirurgien anglais. J'ai donc fait, avec le concours éclairé de mon
ami, M. le docteur Mandl, l'examen microscopique de deux
loupes, qui avaient été toutes deux enlevées à l'aide de mon
procédé. (Voy. Obs. XIV et XVIII-23 et 29).

« La seconde présentait une enveloppe dure, d'une transpa-
rence cornée, dans laquelle on apercevait de petits points blanchâtres disséminés par groupes. En examinant sous le microscope de petites tranches très minces de cette enveloppe, nous
avons reconnu qu'elle était formée par des lamelles d'épithélium. Quant aux petits points blanchâtres, ils nous ont présenté
l'aspect de corps granuleux, obscurs, et paraissant formés de
graisse. »

« L'intérieur de cette loupe était rempli d'une matière
ayant la consistance du miel, et qui, examinée au microscope, nous a présenté les éléments suivants : 1° Des cristaux
de cholestérine en abondance ; 2° de petites gouttelettes et
des granules de nature graisseuse ; 3° des corps irréguliers
granuleux, jaunâtres ou noirâtres, de nature aussi probablement graisseuse ; 4° des lamelles épithéliales, dont quelques-
unes seulement étaient pourvues de noyaux ; mais la plupart
en étaient privées ; 5° des globules à divers degrés de développement, depuis le globule allongé et terminé en pointe ; 6° des
membranes pourvues de noyaux de globules et de fibres. La
masse remplissant le kyste présentait dans quelques endroits
de petits corps, de consistance plus solide, mais dont les éléments étaient identiques aux précédents. »

De l'ensemble de ces faits, nous avons cru pouvoir conclure
que la tumeur située sur le front provenait de la *transformation pathologique d'une glande sébacée*, et que la présence de

tous les éléments que nous venons d'énumérer indiquait assez qu'on avait affaire à un tissu en voie d'accroissement.

42. La loupe que nous avions examinée antérieurement nous avait, au contraire, paru provenir de la *transformation pathologique d'un follicule pileux*. On y trouvait aussi tous les éléments que nous venons de signaler pour la loupe située sur le front, *tous, moins la cholestérine*. Cependant, l'enveloppe ne renfermait pas ces points blanchâtres signalés plus haut ; mais elle était pourvue d'un derme solide, et, au fond du sac, on retrouvait encore les traces du germe pileux (*pulpe du poil*). Ceci nous rappelle qu'une des loupes que nous avions extraite du cuir chevelu, *et qui avait été vidée par l'opération*, ayant été confiée par M. le docteur Philippeaux, préparateur de M. le professeur Flourens, à M. Pappenheim ; cet habile micrographe prétendit que ce n'était point une loupe, mais un simple épaississement de l'épiderme.

43. Voici encore le résultat de l'*analyse microscopique*, faite par M. le docteur H. Lebert (1), d'une loupe qu'il avait extirpée sur le pariétal gauche d'un individu âgé de 55 ans, *et dans la famille duquel cette affection est héréditaire*. « Cette « loupe avait deux centimètres de longueur sur autant de lar- « geur, et douze millimètres d'épaisseur, offrant la forme « d'une petite chataigne, ronde à sa partie supérieure, aplatie « à sa base. La couleur de la surface est d'un blanc jaunâtre et « uniforme. Sur une couche fraîche, on distingue une mem- « brane d'enveloppe de deux à trois millimètres d'épaisseur, « et un contenu de la consistance de l'axonge figée. Une teinte « jaune ocracée y alterne avec un jaune pâle : toutes ces sub- « stances offrent la consistance et l'aspect des matières sébacées.

« *Au microscope*, on la trouve composée : 1° de cristaux de « cholestérine faciles à reconnaître par leur groupe de feuillets « rhomboïdaux ; 2° de beaucoup de grumeaux durs, mais amor- « phes ; 3° de beaucoup de granules graisseux ; 4° de feuillets « nombreux à contours tout-à-fait irréguliers, n'étant probable-

_____

(1) *Physiologie pathologique*, t. II, p. 55.

« ment rien autre chose que des feuillets épidermiques très al-
« térés. La partie interne de la membrane d'enveloppe est com-
« posée de ces mêmes feuillets superposés les uns aux autres
« d'une manière imbriquée, et montrant par places des lignes
« concentriques irrégulièrement rondes, et qui ressemblent
« aux coupes de très petits follicules, quand ces feuillets ne sont
« pas bien caractérisés. On rencontre cependant, en examinant
« divers endroits de la membrane d'enveloppe, des places dans
» lesquelles on reconnaît un épithélium pavimenteux beau-
« coup plus régulier, entre les feuillets desquels se trouvent
« également des cristaux de cholestérine et quelques fibres
« cellulaires. Ces dernières constituent en majeure partie la
« membrane fibro-cellulaire d'enveloppe. »

Le même ouvrage (Pl. XI, F. 8) m'a encore offert le dessin
de la substance d'une tumeur enkystée de la paupière, qui
offre la plus grande analogie de structure avec celle des loupes
enlevées à B*** et à G*** (*Obs. XIX et XX*, 30) : *Elle se
compose d'aréoles, et d'un tissu grenu* qui les entoure.

44. Les investigations microscopiques que nous venons d'exposer confirment parfaitement les faits avancés par Astley Cooper, qui a encore dit que souvent on trouve des poils dans les
kystes de certaines loupes. Les recherches de MM. Valentin,
Simon, Mayer, Henle, Gurlt, Kruse, Purkinje, Alp. Wendt et
Flourens, sur la structure intime des glandes sébacées et
des poils, en nous faisant bien connaître l'état normal de ces
organes, nous font comprendre comment se développent ces
produits morbides lorsque surviennent les conditions pathologiques qui doivent les faire naître. Voici d'abord, en effet,
comment les choses se passent lorsque c'est le bulbe du poil qui
est l'origine de la loupe. « Le bulbe des poils, dit M. le docteur
« Mandl (*Anat. génér.*, pag. 305), est placé dans l'épaisseur
« ou au-dessous de l'épaisseur du derme. Sa forme est ovoïde ;
« l'extrémité inférieure est fermée, tandis que l'autre s'ouvre à
« la surface de la peau, et présente dans l'épaisseur des bords
« de son orifice *de petits follicules sébacés*. L'extrémité infé-
« rieure est hérissée de quelques filaments (*vaisseaux et nerfs*)

« qui l'unissent aux tissus environnants. Le bulbe est une vé-
« ritable capsule formée, selon Eble, de trois membranes. La
« plus externe est ce *follicule* (c'est la véritable membrane d'en-
« veloppe du kyste); elle est blanchâtre, dense et coriace. —
« Elle paraît être un véritable renversement du derme en de-
« dans, pourvu de vaisseaux et de nerfs, et qui se termine infé-
« rieurement par un cul de sac. »

On doit facilement comprendre maintenant, que, si l'ouverture cutanée du follicule vient à s'oblitérer par une lésion extérieure ; ou bien si le liquide versé dans le follicule par les glandes
sébacées qui l'accompagnent toujours, ou par la surface interne
du follicule, (qui serait, selon M. Philippeaux (1) , une véritable glande sébacée, plus développée, sans doute , à cause de
sa fonction spéciale), on comprend, dis-je, que cette humeur
venant à s'altérer, ne sera plus excrétée, et ce follicule, alors,
pourra acquérir des dimensions considérables; car le follicule
continue de s'accroître en participant à la vie commune par
l'intermédiaire des vaisseaux et des nerfs, dont j'ai signalé l'existence avec M. Mandl.

45. Ce qui précède s'applique spécialement aux loupes qui
naissent dans un follicule pileux ; mais l'observation des faits,
ceux que j'ai enregistrés dans ce Mémoire, démontrent que les
loupes se développent aussi bien dans les glandes sébacées. Il en
est ainsi pour ces petits kystes, qui surviennent quelquefois dans
l'épaisseur des paupières. Ce sont de véritables loupes, qui ont
leur origine dans une glande sébacée ; car là, ainsi que nous le
dirons bientôt, il n'y a point de follicules pileux. Leur mode de
structure se prête aussi bien que celui de ce dernier au développement de cette maladie. « La glande sébacée, considérée dans
« ses conditions les plus simples de structure, dit M. Philippeaux
« (*loc. cit*), est composée d'une membrane homogène, qui
« paraît d'abord comme un enfoncement de l'épiderme, et qui,
« après avoir formé un *goulot*, se renfle plus ou moins à sa
« base. » Mais cette base quelquefois se subdivise de telle sorte

---

(1) *De la peau*. Th. inaug. Paris. 1847.

que ces divisions représentent un groupe de glandes ayant chacune leur goulot qui s'ouvre dans un canal commun. Je ne négligerai pas de dire que l'épiderme se réfléchit dans l'orifice du goulot principal. La poche de chaque glande sébacée renferme un liquide plus ou moins adhérent, d'un aspect grumeleux, sécrété par la membrane propre de la glande sébacée. Ainsi que nous l'avons dit avec Cooper, c'est l'altération de ce liquide dans ses propriétés physiques, dépendant d'une cause générale inconnue, ou bien l'oblitération accidentelle du goulot, qui amène le développement anormal de la glande et la formation de la tumeur. Quant à ces loupes, qui offrent cette disposition remarquable, de paraître se diviser en plusieurs cellules par l'interposition de cloisons, elles ont évidemment pour siége ces glandes sébacées agglomérées dont parle M. Philippeaux.

46. Si, maintenant, on réfléchit que toute la surface de la peau est pourvue de glandes sébacées, est couverte de poils (excepté les lèvres, le prépuce, le gland, les paupières, les extrémités des dernières phalanges des doigts et des orteils, les faces palmaire des mains et plantaire des pieds), on comprendra qu'il puisse se développer des loupes, comme il est de fait, dans toutes les parties du corps. S'il s'en développe plus fréquemment à la tête, c'est que les follicules pileux y sont bien plus abondants ; c'est que le derme y étant plus épais, les conduits excréteurs sont plus longs, et, par conséquent, plus faciles à s'oblitérer ; c'est que la tête est plus exposée aux lésions extérieures, qui, alors qu'elles n'agiraient pas comme causes efficientes, agiraient du moins comme causes déterminantes.

47. Je suis fort heureux de pouvoir donner à ce travail une valeur, qu'il n'aurait sans doute pas sans cette circonstance, et de pouvoir le compléter par l'analyse chimique d'une loupe faite par M. le professeur Dumas, alors doyen de la Faculté des sciences, ensuite ministre de l'agriculture et du commerce: c'est une de celles qui proviennent de nos observations. Voici le résultat de cette savante analyse, telle que nous l'a remise lui-même l'illustre savant :

« La loupe humide pesait   gr.,   7.030

Après avoir été desséchée au bain-marie à une
température de 100°, elle ne pesait plus que   3.170

La perte en eau a donc été de   3.860

Ou bien en décimales :

Matière solide   45.10

Eau   54.90

Poids total de la loupe   100.00

« La dessication n'est ici mentionnée que pour mémoire,
car la loupe ne nous a point été remise dans un état permet-
tant une expérience rigoureuse de dessication , qui aurait dû
être faite dans le vide, à une température de 120 à 140 degrés
centigrades.

« Les gr. 5.170 de la matière desséchée ont été épuisés par
l'alcool absolu, auquel ils ont cédé gr. 0.125 (soit 3. 9 p. 100)
de matière grasse, jaunâtre, solide à la température ordinaire,
mais facilement fusible.

« La loupe, épuisée par l'alcool, n'a cédé qu'une trace à
peine perceptible de matière à l'éther bouillant.

« Nous avons voulu nous assurer que, dans le résidu des
opérations que nous venons d'indiquer, il ne se trouvait pas de
matières grasses à l'état de savon. Dans ce but, nous avons fait
bouillir le tout dans de l'eau acidulée avec l'acide chloro-hydrique. Après cette opération, l'eau acidulée a été évaporée à
siccité au bain-marie ; elle a laissé un léger résidu de matières
extractives. La portion de matière insoluble a été traitée par
l'alcool et l'éther, auxquels elle n'a cédé qu'une très petite
quantité de matière extractive jaunâtre, sans aucune apparence
de matière grasse. Nous pouvons donc affirmer que la loupe
analysée ne contenait ni savon ni graisse saponifiée (1).

« Le résidu solide qui était resté après les premières opérations, que nous venons d'exposer, se dissout complétement,

---

(1) On se rappelle que l'analyse microscopique, que nous avons
faite de même loupe, ne nous y avait révélé aucune trace de
cholestérine (23.).

mais non sans difficulté, dans les acides chloro-hydrique et nitrique. — La dissolution s'opère en 48 heures environ dans l'acide chloro-hydrique concentré et froid. Cette dissolution offre la couleur violette riche, qui caractérise les dissolutions d'albumine, de caséine et de fibrine dans ce liquide.

« Il résulte de ce qui précède que l'on doit considérer cette loupe comme étant composée essentiellement de fibrine souillée par 4 p. % de son poids de matière grasse.

« La matière minérale n'a pas été recherchée.

« On a voulu s'assurer si la matière solide ne renfermait pas de matière susceptible de se transformer en gélatine. On a donc fait bouillir cette matière solide avec de l'eau, pendant deux heures environ; le liquide filtré ne s'est pas pris en gelée après 18 heures de repos. On a ensuite concentré le liquide en le faisant bouillir deux heures encore sur la matière solide. Mais ce second liquide, concentré et filtré n'a pas présenté plus que le premier de trace de gélatine. Il était légèrement opalin, et tenait une petite quantité de matière en dissolution.

« Ce liquide était précipité par le sublimé, le tannin, le proto-nitrate de mercure (ce dernier précipité était très abondant.)

« Mais l'alcool, les acides sulfurique, nitrique, chloro-hydrique, acétique, le prussiate jaune rendu acide ne le précipitaient pas. »

M. Dumas termine cette analyse en regrettant de ne pas avoir plusieurs loupes de la même espèce à sa disposition. Il aurait voulu en effet pouvoir s'assurer de la présence ou de l'absence de l'albumine ou du caséum, en un mot des matières albuminoïdes que la chaleur coagule pendant la dessication au bain-marie. La recherche des sels et de leur nature serait aussi sans doute d'un grand intérêt.

48. Cette première analyse, que M. Dumas aurait voulu pouvoir renouveler ne le satisfaisait pas pleinement. L'illustre chimiste m'a souvent, en effet, répété que ces productions morbides devait renfermer un principe actif (sans doute de nature acide) et corrosif qui devait détruire les parties qui se trouvaient en contact avec elles. Il fut tout-à-fait confirmé dans cette pensée en voyant le frontal de la jeune fille de l'observation VII (13).

Cette présomption, je la retrouve formulée dans l'auteur anonyme auquel j'ai fait déjà de si nombreux emprunts. « Ces
« loupes de la tête, dit-il, peuvent altérer le péricrâne, et ca-
« rier même les os du crâne, *à cause qu'elles laissent suinter*
« *une sérosité âcre et rongeante.* » (*Loc. cit.*, pag. 156.)

49. Il me reste à parler des tumeurs non enkystées, que
j'ai eu deux fois l'occasion de combattre par ma méthode. Mais
je veux, avant d'exposer ces deux faits, entrer dans quelques
considérations sur la nature de ce second ordre de tumeurs.
Selon Boyer (1), le *lipôme* et le *stéatôme* ou les tumeurs non
enkystées se développent dans le tissu cellulaire sous-cutané,
« dont les aréoles, distendues (et épaissies) sont converties en
« cellules d'une ampleur quelquefois fort grande et proportion-
« nées au volume de la tumeur. » Telle était peut-être celle de
J*** (Obs. XVII, 29) *constituée par une matière analogue par
l'aspect à du saindoux renfermé dans de nombreuses cellules.*
Telle m'a paru aussi être celle de Bl*** (*Obs. XIX*, 50), qui
renfermait une matière blanchâtre contenue dans les aréoles
du tissu cellulaire ; car tout en réussissant à détruire chacune
de ces tumeurs, je n'ai trouvé de kyste dans aucune. Aussi
c'est à cause de leur siège que je leur ai donné, dans ce Mémoire, la place qu'elles y occupent.

50. Il faut rechercher maintenant s'il y a quelque différence
bien tranchée entre le *lipome* et le *stéatome*. De longues discussions se sont élevées, à ce sujet, entre des auteurs du plus
grand mérite. « M. Littré a établi une distinction ; pour lui, le
« lipome n'est autre chose qu'une tumeur graisseuse, simple,
« dégénérée *et commençant à prendre quelques-uns des ca-*
« *ractères du cancer.* » — Louis, et plus tard Delpech, avaient
« soutenu (contrairement à des opinions antérieures, et que
» M. Littré n'a fait que reproduire) qu'il n'y avait là qu'une
« différence de consistance. — Boyer a repris l'opinion rajeu-
« nie par Littré, et l'a soutenue.

---

(1) *Traité des maladies chirurgicales.* 4e éd. t. II, p. 490.

« Les chirurgiens de nos jours n'attachent pas une grande
« importance à ces distinctions. »

» On admet assez généralement, aujourd'hui, que l'ancien-
« neté de la maladie, que des irritations ou des inflammations
« répétées peuvent changer la nature du lipome, donner lieu
« à l'augmentation de sa densité, au mélange d'une certaine
« quantité de lymphe albumineuse avec la graisse, à l'épais-
« sissement de ses cloisons intérieures, au développement plus
« considérable de ses vaisseaux. »

« Ainsi, l'altération des globules graisseux d'une part, des
« cloisons de l'autre, modifient la tumeur sous le rapport de
« sa consistance. »

« Lorsque la graisse est devenue plus dense, les cloisons plus
« résistantes, *on a le stéatome*. Lorsque les cloisons restent
« molles et minces, que la graisse n'augmente pas de consis-
« tance, *c'est au lipome que l'on a affaire*. Ce qui porte à
« penser qu'il en est ainsi, et que le stéatome n'est qu'une
« modification du lipome, c'est que souvent il arrive que, sur
« une tumeur, on constate la présence de portions lipoma-
« teuses, et d'autres stéatomateuses. Si les deux tissus étaient
« d'essence différentes, évidemment ils ne pourraient, du moins
« aussi fréquemment, se rencontrer ensemble. »

« Il est inutile de dire que *lipomes, stéatomes* (j'ajouterai :
« et *toutes espèces de loupes indifféremment*) sont également
« rebelles à tous les fondants ou résolutifs que possède la thé-
« rapeutique. *Le seul moyen de les guérir est de les enlever*
« *avec le bistouri*. — (*Considérations empruntées à M. Gos-
« selin et à la Gaz. des hôp. An. 1847, n° 141.*)» — On voit
que M. Gosselin paraît ignorer les dangers du bistouri ; du
moins, il ne les signale pas.

51. Boyer paraît aussi croire que lorsque le stéatome est
ancien, il peut dégénérer en cancer, et il conseille de ne pas
trop tarder pour procéder à l'extirpation ; autrement, ces tumeurs peuvent acquérir un très gros volume, et la plaie qui
succède à leur ablation peut fournir une suppuration si abondante que la mort peut en résulter, ainsi qu'il est arrivé à De-

sault, au dire de l'ancien et célèbre chirurgien de la Charité (*Loc. cit.*). Quoique je n'admette que difficilement la possibilité de cette dégénérescence cancéreuse, et que je ne l'admette, en définitive, que pour les individus qui y ont quelque disposition native ou acquise ; comme je ne puis que m'associer à Boyer et à M. Gosselin pour proclamer l'insuffisance de tous les fondants internes ou externes, je pense aussi qu'il faut avoir recours à une opération pour en débarrasser le malade. Je reconnais sans aucune difficulté que le bistouri, pour ce genre de tumeurs, alors qu'elles n'occupent ni le cuir chevelu, ni la face, ni les parties voisines ; je reconnais, dis-je, que le bistouri est le moyen le plus décisif, le plus prompt, le plus rationnel même. Mais ma méthode leur est aussi parfaitement applicable, et elle n'a pas d'autre inconvénient que celui que j'ai déjà signalé, *le temps qu'elle exige*.

52. J'ai eu l'occasion de l'appliquer deux fois (1). Dans le premier cas que je vais relater immédiatement, elle est restée sans résultat ; mais, comme je le dirai bientôt, ce n'est pas du fait de la méthode, mais de la manière défectueuse dont elle a été appliquée,

OBS. XXVII. Madame D***, âgée de 30 à 32 ans, jouissant d'une bonne santé habituelle, quoiqu'elle porte une tumeur fibreuse dans le voisinage de l'utérus, me consulta, en novembre 1844, pour un lipome situé dans la région des lombes, à gauche de la colonne vertébrale. Elle ne savait pas bien à quelle époque faire remonter l'origine de cette tumeur, qui n'avait fait de progrès marqués que depuis quelques mois, pour acquérir un volume égal au moins à celui d'une bille de billard coupée par le milieu. Comme elle commençait à la gêner pour s'habiller, elle me manifesta le désir d'en être débarrassée.

---

(1) Ceci était vrai à l'époque où j'ai communiqué mon mémoire à l'*Académie des sciences* ; mais depuis j'ai fait de nombreuses applications de ma méthode à l'ablation des tumeurs graisseuses, et graces aux heureuses modifications que je lui ai apportées, je n'ai plus compté que des succès et assez promptement obtenus.

A l'examen que j'en fis, je reconnus que c'était une tumeur qui n'offrait ni douleur, ni fluctuation, ni aucun changement de couleur à la peau ; il me sembla qu'elle devait participer de là nature de celles qu'on désigne habituellement sous le nom de *Lipomes.* Je pensai pouvoir en obtenir la résolution à l'aide de cautérisations transcurrentes, superficielles et réitérées ; je pratiquai la première le 11 nov., et elle fut renouvelée les 13, 18, 23 et 29 du même mois. Chaque cautérisation excitait une douleur extrêmement vive, et déterminait la rubéfaction de toute la tumeur. Une sixième cautérisation fut encore faite le 4 déc. ; puis, à cause de l'époque menstruelle, je les suspendis jusqu'au 21. A cette dernière époque, il existait une diminution marquée dans le volume de la tumeur, et madame D*** pouvait de nouveau s'habiller sans être incommodée ; mais ce fut là tout ce que j'obtins, malgré la reprise du traitement le 21 déc., et malgré de nouvelles cautérisations, qui eurent lieu le 31 du même mois, puis les 17 et 23 janv. 1845, et les 3, 10 et 15 février. Celle-ci fut la dernière, la malade s'impatientant, avec quelque raison, de souffrir beaucoup sans obtenir un résultat plus marqué.

Madame D*** a été depuis débarrassée de son lipome à l'aide du bistouri. L'opération, sans doute, a été longue et douloureuse ; mais, du moins, elle a été suivie d'un succès complet.

53. La cause de cet insuccès est facilement appréciable. En me bornant à faire des applications superficielles de potasse caustique, j'ai trop facilement compté sur une action résolutive, qui ne s'est pas réalisée. Ainsi que l'a écrit Boyer, ainsi que l'a répété M. Gosselin, ces tumeurs..., il faut les enlever ! Je dis ici, ou *les détruire* par des cautérisations successives faites sous la peau, préalablement divisée à l'aide du même caustique. C'est ainsi que je me suis conduit dans le cas suivant, et le succès a répondu à mon attente.

Obs. XXVIII. M. G***, qui fait déjà l'objet de l'Obs. V (12), portait un lipome, ayant la forme et la grosseur d'un œuf de poule, un peu au-dessous du sacrum et à gauche du rachis. Quoique cette tumeur, au sujet de laquelle M. G*** ne pouvait donner aucun renseignement, et qui n'avait fait que des progrès fort lents, ne le gênât en aucune façon, il désirait en être débarrassé ; et quoique l'emploi du bistouri eût été là sans grand inconvénient, il lui préféra le caustique. Je procédai, pour cette tumeur, de la même façon que pour les loupes qu'il portait sur la tête, et dont je l'avais si heureusement débarrassé ; c'est-à-dire que j'employai la cautérisation dans le but d'abord d'arriver à diviser la peau. La première cautérisation eut lieu le 5 août 1846, en traçant avec le caustique une ligne parallèle à l'axe du corps, et comprenant toute l'étendue du plus petit axe de la tumeur. Cette cautérisation linéaire fut renouvelée, toujours en suivant la même ligne, afin de la faire agir en profondeur, les 6, 7, 9, 11, 14, 15, 18, 20, 22, 25, 27 et 31 du même mois. — A cette dernière date, et, par conséquent, après la treizième cautérisation, la peau fut entièrement divisée dans toute l'étendue parcourue par le caustique. Il ne s'écoula aucun liquide de la tumeur ainsi ouverte, et elle me parut entièrement formée de matière adipeuse, concrète, et déposée dans les cellules du tissu cellulaire, si abondant dans cette région.

De ce moment, je continuai les cautérisations, mais en ayant le soin de ménager la peau, et de faire pénétrer le caustique dans le centre de la tumeur, à droite et à gauche de la solution de continuité. Par ces cautérisations successives, peu douloureuses, et répétées les 2, 5, 8, 10, 12, 15, 17, 18, 19, 21, 22, 23, 25, 28, 29 et 30 septembre, j'avais obtenu, à cette dernière date, la réduction de plus de moitié de cette tumeur. Aussi, de ce moment, je pressai moins les cautérisations, et elles n'eurent plus lieu que les 3, 5, 6, 10, 17, 20, 24, 28 et 31 octobre. Alors, le lipome n'avait plus guère que le volume d'une petite amande ; mais il fut évident, alors, qu'en outre de la saillie qu'il faisait sous la peau, il s'enfonçait assez profondément dans les chairs. Je dus tenir compte de cette circonstance et, quoique la plaie fût réduite des trois quarts, je m'attachai à bien faire pénétrer le caustique dans toutes les profondeurs, dans toutes les anfractuosités où s'était déposée la matière blanchâtre, dont la collection constituait cette tumeur sans qu'elle fût renfermée dans un véritable kyste. Je dus encore, pour obtenir la destruction complète de ce lipome, pratiquer la cautérisation les 4, 7, 17 et 21 novembre, les 4 et 17 décembre ; de sorte qu'il ne me fallut pas moins de quatre mois et demi de traitement, et quarante-trois cautérisations, pour obtenir ce résultat. Il faut cependant dire qu'on aurait pu abréger le traitement en faisant les cautérisations à des époques plus rapprochées ; mais nous n'avions aucun motif de nous presser, puisque ce traitement n'empêchait pas M. G*** de poursuivre ses travaux en botanique.

54. Quelque satisfaisant que fut le résultat de cette première application de ma méthode au traitement du lipome, il ne parut pas complet, par suite du développement (*de l'autre côté du rachis*) d'une autre tumeur, semblable à la première, et qu'on put prendre pour une reproduction de celle-ci, au lieu d'y voir, ce qui me paraît bien plus probable, la conséquence d'une disposition particulière du sujet, qui a d'autres lipomes, et à qui il est survenu de nouvelles loupes.

55. Ce qui me fait douter que ce soit, dans ce cas, ou un vice de la méthode, ou la mauvaise application qui en aurait été faite, c'est la non-reproduction sur place, et le succès complet et définitif obtenu dans le cas suivant, alors que l'application du bistouri seul une fois, et celle du bistouri combiné avec un caustique (mal choisi) aurait permis une double rechute.

Obs. XXIX. M. C***, chirurgien-major en retraite, âgé de 62 ans, demeurant à Paris, rue des Marais-St-Martin, porte dans le dos, à gauche de la colonne vertébrale, et à la hauteur des dernières vertèbres dorsales, une tumeur du volume d'un œuf de pigeon, autant qu'on en peut juger par le toucher, car elle fait peu de saillie : son origine remonte à 1840. A cette époque (elle était du volume d'un gros pois), elle s'ouvrit spontanément, et, en la pressant, on en fit sortir un peu de matière sébacée. — En 1843, elle était revenue, et avait acquis un peu plus de volume. Un coup de lancette en fit aussi sortir de la matière sébacée. Elle ne tarda pas à se manifester de nouveau, et, en 1847 (elle était grosse alors comme une petite noix), elle fut de nouveau ouverte assez largement et l'intérieur du sac fut légèrement cautérisé avec le nitrate d'argent.

Cette fois, la section avec le bistouri fut suivie d'un érysipèle, qui envahit tout le dos. Je dis que ce fut l'emploi du bistouri qui fit naître l'érysipèle, et non la cautérisation ; car on revint plusieurs fois à celle-ci pendant la durée de cette inflammation de la peau, et après qu'elle fut dissipée (ce qui eut lieu aussi rapidement que dans les conditions ordinaires), et cependant l'érysipèle ne revint pas. Malgré ces cautérisations répétées, faites du reste avec un agent mal choisi, la plaie se cicatrisa, et bientôt après la tumeur se développa de nouveau ; elle avait acquis le volume que j'ai dit plus haut, lorsque le malade vint me consulter (8 mars 1851.)

Je pratiquai de suite, avec la potasse liquide pure, une première cautérisation linéaire et cruciale, qui fut renouvelée le 9. — Le 11, je fendis légèrement l'escharre et pratiquai une troisième cautérisation, que je renouvelai le 13 après avoir fendu de nouveau l'escharre, qui avait déjà acquis une assez grande profondeur. — Les 17, 20 et 28, nouvelles cautérisations. — Dès le 20, l'escharre commençait à se détacher au centre, et l'on apercevait la chair vive, mais pas encore parfaitement saine. De nouvelles cautérisations furent pratiquées les 3, et 17 avril; à cette dernière date, l'escharre se détachait encore mieux, et l'on voyait des portions plus considérables de chairs vives et saines. Plusieurs de ces dernières cautérisations ont causé une douleur assez vive et persistante pour la dernière. — Le 23 avril, l'escharre se détache de plus en plus; nouvelle cautérisation que je fais porter sur ce qui reste encore de tissu pathologique.

1er mai. — Le succès est aujourd'hui complet ; l'escharre est entièrement tombée. La plaie qui en résulte offre la forme d'un quadrilatère dont chaque côté a environ deux centimètres de développement ; elle est rose, couverte de bourgeons charnus qui vont rapidement combler la perte de substance causée par le développement du tissu pathologique, et non par la cautérisation. Je touche une dernière fois, mais très légèrement, quelques points où ce tissu paraît encore exister. — 8 mai. — Exubérance des boutons charnus, qui retardent la cicatrisation, et que je réprime à l'aide de la cautérisation avec le nitrate d'argent. — 15 mai. — Dernière cautérisation par le même moyen et pour la même cause. — 20 mai. — Cicatrisation complète ; cicatrice assez large, mais superficielle et lisse ; car toute la perte de la substance est comblée ; ce qui confirme ce que je disais plus haut, que la cautérisation , heureusement appliquée, n'a atteint et détruit que le produit pathologique.

J'ai revu dernièrement (15 janvier 1853) M. Cornet, et j'ai pu constater que cette cure ne s'était pas démentie.

58. J'ai fait encore deux applications de ma méthode au traitement de ces petits kystes qui surviennent quelquefois dans l'épaisseur des paupières, et qui sont souvent assez gênantes. La première fois, le succès a été facilement obtenu ; après deux ou trois cautérisations, faites à des intervalles trop éloignés, il s'est développé un travail inflammatoire, qui a détruit le kyste par la suppuration qui lui a succédé. Dans le second cas, je n'avais point encore réussi à atteindre le kyste après onze cautérisations faites dans l'espace d'un mois. Et, de ce dernier fait, il est résulté pour moi cette conviction, que le tissu cellulaire, si abondant dans cette partie, se reproduit au fur et à mesure que la cautérisation l'atteint ; que, par conséquent, il faut combiner l'action du caustique avec celle du bistouri : je n'hésite point à proscrire son emploi exclusif ; je ne doute point, en effet, que son action sur les tissus vivants, malgré le peu d'étendue de la plaie qu'il faut faire, ne puisse déterminer un érysipèle, plus facilement mortel encore que les autres, puisque l'orbite paraît être une des voies, au dire de M. le professeur Piorry, par laquelle l'inflammation gagne le plus facilement les membranes qui entourent le cerveau.

Sans vouloir exagérer la valeur de ce travail, j'espère qu'il sera de quelque utilité pour la science, qui est l'objet de mon culte exclusif. J'ose espérer que du moment de son apparition, si surtout il recevait la sanction du corps savant auquel un concours particulier m'a amené nécessairement à le soumettre; oui, j'espère que de ce moment on renoncera à employer le bistouri, toutes les fois qu'on aura à inciser la peau qui recouvre la tête, la face et le çou, ou si du moins, pour gagner du temps on le fait, ce ne sera jamais qu'après avoir mortifié à l'aide d'un caustique la portion de peau que devra intéresser l'instrument tranchant. Alors on n'aura plus à redouter ces érysipèles qui viennent compromettre le succès des plus belles opérations et rendre trop souvent mortelles celles qu'on considérait avec raison comme les plus simples. On fera bien encore, surtout chez les malades pusillanimes, d'attaquer par cette même méthode ces tumeurs (*lipômes* ou *stéatômes*) que leur siége permettait cependant d'enlever par le bistouri, ainsi que j'en ai fait l'heureuse application. De cette façon (et c'est une considération toute favorable à ma méthode) on n'aura jamais à craindre ces suppurations abondantes, qui doivent toujours fatiguer les malades et qui dans certains cas, ainsi qu'il est arrivé à Desault peuvent même les faire succomber.

57. Pendant qu'on imprimait ce mémoire, j'ai communiqué à l'*Acad. des sc.* (Séance du 8 oct. 1855) la relation d'une ablation de neuf loupes, pratiquée chez une même personne, *toujours à l'aide de la cautérisation linéaire avec la potasse caustique, remplaçant l'action du bistouri.*

Cette observation, que je corroborerai par un fait du même genre, plus convainquant encore peut-être, me paraît répondre d'une manière victorieuse à un article de la *Gazette des Hôpitaux* du 11 août 1855, où l'on donne hautement la préférence au bistouri (que l'auteur manie, il est vrai, avec une habileté incomparable) sur l'emploi des caustiques, dont il est fait en même temps une assez vive critique. « *Tous ces procé-* « *dés* (1), dit M. le professeur Jobert, exposent les malades

______

(1) Dans cette exclusion des divers procédés employés pour enlever les loupes, le chirurgien de l'Hôtel-Dieu (en outre des caustiques) comprend la *ligature* et le *séton*.

« aux érysipèles *bien plus fréquemment* que lorsqu'on opère
« directement avec le bistouri, et on sait combien il faut se
« mettre en garde contre cette fâcheuse complication. »

C'est qu'en effet toute la question est là !

Il faut bien le reconnaître, il est un phénomène qui domine
presque toute la thérapeutique chirurgicale, à savoir : que toutes
les fois qu'on incise la peau, et surtout la peau saine, on ris-
que de faire naître un érysipèle (1). Or, aucun praticien n'i-

---

Je partage entièrement son opinion, *quant au séton*, car il peut
aussi produire l'érysipèle. Ainsi, dans des discussions agitées au
sein de la Société de chirurgie (séance du 21 juillet 1852 et 23
janvier 1854), M. Michon a déclaré qu'il avait perdu de cette façon un malade qu'il avait traité d'une tumeur érectile à l'aide du
séton. — M. P. Guersant a rappelé le fait de Blandin, qui perdit un
enfant (toujours d'un érysipèle) après avoir passé un seul fil dans
une tumeur érectile de la joue. — M. Jules Cloquet a ajouté qu'il
avait perdu une jeune fille par suite aussi d'un érysipèle développé
après un double fil passé en croix dans une tumeur érectile située
dans la région mastoïdienne. (*Gaz. des hôpitaux*, année 1852,
n° 91, et 1854, n° 16.)

Il n'en est plus de même, malgré l'opinion de M. Jobert, pour
le premier moyen, et je prouverai bientôt que la *ligature*, quand
elle est facilement applicable, *et qu'on la combine avec la cautérisation*, est un procédé aussi simple en pratique qu'en théorie, et,
de plus, exempt de toute espèce de danger.

(1) Les incisions les plus légères (par suite de dispositions indi-
viduelles difficiles à apprécier, ou d'influences soit climatéri-
ques, soit épidémiques) *peuvent causer l'érysipèle.* — Ainsi je me
rappelle d'avoir été appelé, le 27 oct. 1851, pour la cuisinière d'une
locataire de la maison que j'habite et qui avait un érysipèle à la
jambe, survenu à la suite d'une très légère écorchure qu'elle s'é-
tait faite la veille ou l'avant-veille en fendant du bois. — J'ai été
moi-même un exemple de la facilité avec laquelle cette inflammation peut se produire, et je sais pertinemment combien cette maladie est douloureuse. Le 7 juillet 1852, je me fis, à l'extrémité du
pouce droit, avec un scalpel que je n'emploie que pour rogner du
papier, une incision qui, certes, n'avait pas un millimètre d'éten-

gnore, et nous avons vu M. Jobert lui-même le proclamer, combien l'érysipèle est une maladie grave, et qui devient facilement mortelle, quand il se développe dans le cuir chevelu, à la face ou dans le voisinage de ces deux régions.

Surgit ici une question qu'il faut examiner et immédiatement résoudre. Le procédé décrit dans l'article cité, et auquel il faut avant tout rendre une pleine et entière justice, puisqu'il réunit incontestablement deux grandes qualités, la facilité d'exécution et la promptitude, ce procédé donne-t-il moins souvent lieu à l'érysipèle que tous les autres où l'on se sert aussi de l'instrument tranchant? Son inventeur ne nous le dit pas. Pour mon compte, je ne vois pas pourquoi il en serait ainsi, et la *Gazette des Hôpitaux* (année 1848, n° 68) nous fournit la preuve que le *procédé par embrochement* (puisque c'est ainsi qu'on le désigne) ne jouit pas de cette précieuse immunité.

Maintenant est-il exact de dire que l'emploi des caustiques,

---

due et à peine un demi-millimètre de profondeur, qui saigna fort peu, mais cependant fut très douloureuse. Le 9, il se déclara un érysipèle, qui fut précédé et s'accompagna de symptômes généraux sérieux, fit le tour de la main en s'irradiant sur les doigts, avec manifestation de douleurs extrêmement vives dans leurs jointures, et alla s'éteindre, après une durée de trois semaines, dans le petit doigt, qui resta encore raide et douloureux pendant plus d'un mois. — La saignée elle-même, cette opération si simple, peut donner lieu à l'érysipèle ; érysipèle mortel dans certains cas, au dire de M. le professeur Cruveilhier (*Gaz. des hôp.*—An. 1849, n° 142).— La discussion qui a eu lieu au sein de l'*Acad. de méd.*, au sujet de la *syphilisation*, nous fournit encore un exemple d'érysipèle mortel développé à la suite d'une piqûre de lancette pratiquée pour inoculer le pus d'un chancre (*Gaz. des hôp.*— An. 1852, n° 99).— Enfin la piqûre des sangsues elle-même peut déterminer la venue d'un érysipèle, ainsi que j'en ai été témoin, et comme M. le Dr Robert-Latour en cite un exemple dans un mémoire (*Du mécanisme de l'inflammation*) inséré dans les numéros de novembre 1850, et janvier 1851 de la *Revue Médicale*.

auxquels M. Jobert reproche sans doute avec quelque raison la longueur du traitement (1) expose plus que l'instrument tranchant à l'érysipèle, à une suppuration trop abondante, à l'invasion de la gangrène, et par suite à l'infection purulente et à la mort ?

A cette question je répondrai que j'ignore ce qu'il en est *quant à l'acide nitrique* (2) employé par un charlatan qui vivait à l'époque de Tenon, lequel a régularisé son procédé, et que M. Jobert a adopté pour les cas où il est obligé d'employer la cautérisation. Je le répète, j'ignore ce qu'il en est quant à l'action de l'acide nitrique, quant à celle de plusieurs autres caustiques (3) pour produire l'érysipèle ; mais ce que je puis affirmer, ainsi du reste que l'ai démontré dans ce mémoire,

---

(1) Certainement, dans le plus grand nombre de cas, le traitement par les caustiques est plus long que l'ablation par le bistouri, mais encore ne faut-il pas exagérer cette durée. Ainsi, sur dix-huit malades auxquels j'ai enlevé des loupes dans ces derniers temps, et chez lesquels j'ai tenu exactement compte de la longueur du traitement, il a varié de quinze à trente-cinq jours, et la moyenne a été de 24 jours. Maintenant, je demanderai si cette longueur de temps ne se trouve pas rachetée par cette circonstance que les personnes en traitement ne sont jamais obligées de garder la chambre, et vont librement à leurs affaires et à leurs plaisirs.

(2) *Application de l'acide nitreux au traitement de certaines tumeurs enkystées*. Mémoire lu à l'Institut le 30 floréal an XIII.

(3) Je ne crois pas qu'on puisse considérer les cantharides, malgré leur action assez remarquable sur la peau, comme un caustique ; mais le fait suivant n'en paraît pas moins rentrer dans mon sujet. M. le docteur Briquet a vu, chez une femme bien constituée, mais hystérique et affectée d'une paraplégie nerveuse, un *vésicatoire circulaire* énorme, qui fut pansé avec la pommade épispastique, après avoir d'abord causé une grande irritation, déterminer le développement d'un érysipèle, qui fut suivi de gangrène de la peau, à laquelle la malade succomba. M. Briquet a communiqué ce fait à la Société de médecine de Paris. (Voyez *Revue Médicale* du 15 janvier 1853.)

que j'ai eu l'honneur de communiquer à l'Académie des sciences (séance du 19 juillet 1850) c'est que la cautérisation par la
potasse caustique liquide n'est jamais suivie d'érysipèle, du
moins je n'ai jamais eu l'occasion d'en observer dans les mille
à douze cents cautérisations que j'ai pratiquées à l'aide de cet
agent sur plus de cent cinquante personnes (1) opérées par le
procédé que je me crois en droit d'appeler *ma méthode !*

Quant à la suppuration, elle est généralement sans doute
plus abondante qu'à la suite de l'emploi du bistouri; car jamais
avec la cautérisation on n'obtient de réunion par première inten-
tion ; mais cette suppuration est toujours fort modérée et ne
peut jamais amener le terrible phénomène de l'infection purulente. J'en dirai tout autant de la gangrène ; je n'en ai jamais
vu d'autre que celle que je produis moi-même par l'application
du caustique, et celle-ci reste toujours bornée aux parties at-
teintes par la cautérisation.

Je vais maintenant donner de l'application de ma méthode
ce nouvel exemple que je demanderai la permission de faire
suivre de quelques réflexions.

Obs. XXX. — Mme A.... m'a été adressée le 12 août 1855
par son frère M. F..., ancien juge de paix à S... (Somme), à
qui j'ai enlevé en juillet 1851 une loupe très volumineuse (2)

---

(1) Ainsi, sur les dix-huit personnes que je viens de mention-
ner, et auxquelles j'ai enlevé *soixante-seize loupes,* il m'a fallu
pratiquer *deux cent quatre-vingt-treize cautérisations,* qui n'ont
déterminé aucun des accidents signalés dans l'article que je crois
devoir réfuter.

(2) Dans ce cas, j'ai dû, à cause du volume de la tumeur, enlever avec le kyste un lambeau de peau assez considérable, que j'a-
vais compris entre deux lignes de cautérisation ; mettant ainsi en
pratique un procédé analogue à celui employé pour le bistouri
dans les cas où le volume du produit pathologique peut faire
craindre, par suite de la distension que la peau a subie, ou une cicatrisation trop difficile, ou la formation d'une espèce de poche,
ainsi que cela m'est arrivé pour un cas de lipôme du front, pour lequel (vu son petit volume) j'ai trop compté sur le retrait de la peau.

qui occupait le sommet de la tête. La sœur de M. F.., quoique sujette de temps en temps à des coliques avec diarrhée et vomissements, jouit, ainsi que son frère, d'une bonne santé ; elle a cinquante-neuf ans et a cessé d'être réglée depuis plusieurs années.

Mme A... porte sur la tête *huit tumeurs* ainsi distribuées : deux sur le coronal, dont une très voisine de la suture lambdoïde ; trois sur le synciput, une sur le pariétal gauche au voisinage de la suture, deux sur l'occipital. Le volume de ces tumeurs varie depuis celui d'une grosse noix (celle du synciput) jusqu'à la grosseur d'un petit haricot. Leur origine remonte à vingt-cinq ans, et leur cause est sans doute héréditaire ; car chez la sœur, comme chez le frère, ces tumeurs se sont développées spontanément sans qu'on puisse signaler aucune cause extérieure, et leur mère, qui vivait encore en 1851 et avait alors quatre-vingt-trois ans, avait eu aussi des loupes, qui lui furent enlevées par le bistouri, opération qui a été suivie du développement d'un érysipèle du cuir chevelu et de la face, qui a mis sa vie en grand péril. On comprendra sans peine, d'après cette circonstance, que M. F... et Mme A... ne voulussent à aucun prix avoir recours au bistouri pour se débarrasser de leurs loupes, dont l'existence leur était cependant particulièrement désagréable.

Le 12 août 1855, je pratiquai sur chaque tumeur une première cautérisation linéaire, que je renouvelai le même soir.

Le 14, nouvelles cautérisations pour sept tumeurs seulement, après avoir *légèrement intéressé* l'escharre à l'aide de la pointe d'une lancette (1), ce qui me permit de reconnaître

---

(1) Cette manœuvre, qui n'est point essentielle pour le succès de l'opération, a cependant l'avantage de l'abréger considérablement. En effet, les premières cautérisations ayant désorganisé l'épiderme d'abord, puis la couche la plus superficielle de la peau, forment une première escharre *peu profonde*, fort sèche, qu'on pourrait comparer à un morceau de parchemin peu épais, mais qui

pour plusieurs tumeurs, mais surtout pour la plus volumineuse, que je pus vider entièrement de la matière sébacée qu'elle renfermait, que la peau avait été intéressée dans toute son épaisseur.

Le 15, après deux ou trois cautérisations (vingt-trois en tout) pour chacune des tumeurs, je pus fendre toutes les escharres et vider tous les kystes, comme je l'avais fait pour la plus volumineuse. La matière sébacée que j'y trouvai était remarquablement sèche.

Le 18, ablation de tous les kystes sans exciter la moindre douleur, sans qu'il s'écoule seulement une goutte de sang, quoiqu'ils fussent tous fort adhérents.

Le 19, établissement d'une suppuration douce et détersive sans la moindre trace d'inflammation ; pansements avec la pommade de concombres, et, pour celles de ces tumeurs dont le volume a été cause de l'établissement d'une plaie plus étendue, réunion avec les bandelettes agglutinatives (1).

---

n'en devient pas moins un obstacle à la pénétration du caustique, qui n'atteint les couches sous-jacentes de la peau, qu'après avoir imbibé toute la portion frappée de mort par les cautérisations antérieures.

Mais il faut bien prendre garde, dans cette petite manœuvre, qui ne doit exciter absolument aucune douleur, qui peut quelquefois avoir lieu à l'insu même du malade, qui exige cependant une main exercée et fort légère, il faut prendre garde, dis-je, de ne point atteindre, avec l'instrument tranchant, les couches de la peau encore vivantes, car autrement on risquerait le développement d'un érysipèle, tout aussi bien que si on avait de prime-abord incisé la peau.—C'est notamment ce qui est arrivé à un malade de la province, traité par ma méthode et d'après mes indications, mais qui ne furent pas bien comprises par le médecin qui en fit l'application, et qui incisa la peau avant que celle-ci eût été désorganisée dans toute son épaisseur. Il en résulta un érysipèle qui faillit compromettre la vie du sujet, et devint, contre la méthode un argument qui, heureusement, était sans fondement.

(1) Je ne laisserai point échapper cette occasion de justifier le

Le 21, j'enlevai une neuvième loupe, située sous celle qui occupait le sommet de la tête, et grosse au plus comme un petit pois ; (1) loupe à l'état rudimentaire, qui se fût plus tard développée, et aurait fait croire à une rechute, tandis que ce n'eût été qu'une nouvelle manifestation d'une diathèse d'une nature assez singulière (2).

Depuis ce jour, je n'eus plus que de simples pansements à faire, avec quelques applications de bandelettes pour les plaies, où je les jugeai nécessaires.

Le 25 août, Mme A... retourne chez elle ; je lui recommande de continuer chaque matin les pansements simples avec la pommade de concombres.

---

dyachylum de l'accusation que j'ai entendu formuler contre lui, par un des maîtres de l'art *de pouvoir occasionner l'érysipèle*. — Je crois cette opinion erronnée ; car voici, sans nul doute, plus de trois cents applications de bandelettes agglutinatives que je pratique et je n'en ai vu aucune être suivie du développement d'un érysipèle. Quand celui-ci survient même plusieurs jours après l'opération, c'est encore à l'action du bistouri qu'il faut l'attribuer ; c'est la conséquence, sinon certaine, du moins très fréquente de toute visection, ainsi que je l'ai démontré plus haut.

(1) J'ai rencontré il y a peu de temps (avril 1855) un fait analogue, mais plus saillant. Ce fut chez une dame, que j'ai débarrassée de trois tumeurs sur cinq qu'elle portait dans le cuir chevelu. Mais tandis que deux de ces tumeurs résultaient chacune du développement d'une loupe, la troisième pouvait être appelée *un nid de loupes* ; car j'en ai retiré dix, grosses à peu près comme des grains de millet.

(2) Je crois que c'est quelque chose de semblable qui m'est arrivé chez un propriétaire de la Normandie à qui j'ai enlevé (janv. 1854) deux loupes dont une assez volumineuse. Pour celle-ci, l'opération a bien marché, et le résultat a été fort évident. Mais pour la seconde, ayant, à cause de son petit volume, pratiqué une cautérisation de peu d'étendue, je crains d'avoir négligé, sous celle-ci, une petite loupe, qui, par son développement ultérieur, a fourni toutes les apparences d'une rechute.

Le 25 septembre, j'ai reçu, par l'intermédiaire de M. F...,. qui a conservé une vive reconnaissance du service que je lui ai rendu, une lettre où il m'anonce que toutes les plaies sont guéries et offrent des cicatrices linéaires et à peine visibles pour la plupart.

Ainsi voilà vingt-trois cautérisations pratiquées presque coup sur coup (les seize premières en six heures) sans avoir excité une bien grande douleur, du moins la personne opérée l'a affirmé, sans avoir apporté aucun trouble dans sa santé générale, aucun dérangement dans ses habitudes. Voilà neuf loupes enlevées sans aucune douleur, et, je ne dirai pas sans hémorrhagie, mais sans qu'il se soit écoulé une goutte de sang. Sans doute, sous ce dernier point de vue, les choses ne se passent pas toujours aussi bien ; mais s'il peut arriver quelquefois que l'énucléation des loupes détermine l'écoulement de quelques gouttes de sang, je puis affirmer que dans l'application de ma méthode on n'a jamais d'hémorrhagie à craindre, on ne se trouve jamais dans la nécessité de faire de ligatures. Il paraît, d'après M. Jobert lui-même, qu'il n'en est pas de même quand on a recours au bistouri, quelle que soit du reste la manière dont on l'emploie.

Dans l'observation suivante, c'est quatorze loupes qui ont été enlevées et cinquante-trois cautérisations qui ont été pratiquées ; et si le malade, très impressionnable, a accusé plus de douleur que Mme A..., si deux ou trois loupes ont fourni, au moment de l'énucléation, quelques gouttes de sang, le résultat n'en a pas moins été aussi satisfaisant.

Je ne crois pas qu'il existe un chirurgien qui eût osé dans le premier cas faire simultanément huit incisions, cinq tous les deux jours dans le second cas, et s'il l'eût fait, il est assez probable qu'il eût pu voir comme chez la mère de Mme A..., comme chez un individu de la connaissance de M. L..., se développer un érysipèle plus ou moins grave, et qu'il eût eu bien certainement à combattre des hémorrhagies plus ou moins abondantes.

Obs. XXXI. — Cette observation a aussi été communiquée à l'*Académie des sciences* dans sa séance du 15 septembre 1853. M. L..., propriétaire à Saint-V... (Seine-Inférieure), porte, disséminées au milieu des cheveux, dix tumeurs, dont plusieurs ont acquis le volume d'une grosse noix, et même celui d'un œuf de pigeon. Comme trois de ces tumeurs sont bilobées, et qu'une quatrième offre évidemment trois lobes, on arrive au chiffre de quatorze loupes (il faut ajouter à ce chiffre une quinzième loupe du volume d'un grain de chenevis et découverte après le traitement), dont est fournie la tête de ce malade. Quoiqu'il ait encore conservé beaucoup de cheveux, qui sont noirs, mais grisonnants, M. L... ne réussit que très imparfaitement à dissimuler ces dix tumeurs, qui donnent à sa physionomie, quand il a la tête découverte, le plus singulier aspect. Aussi se les fût-il fait enlever il y a déjà longtemps, s'il n'en eût été détourné par les prières de personnes de sa famille, par les conseils de plusieurs médecins, et, dans les derniers temps (décembre 1852) par l'issue fatale d'une opération de ce genre pratiquée à Rouen par un chirurgien de cette ville, et qui avait été suivie d'un érysipèle.

M. L... est âgé de quarante-huit ans, et l'origine de ses loupes remonte à 1830. C'est un homme maigre, bien constitué, d'un tempérament extrêmement nerveux, et de plus gastralgique au plus haut point, double condition qui explique son excessive impressionnabilité.

M. L... avait donc vingt-cinq ans quand apparurent ses premières loupes, et il attribue leur développement à deux causes : l'hérédité d'abord (sa mère avait des loupes, et il a une sœur plus jeune que lui qui en a déjà trois) ; mais il pense en outre que les chagrins qu'il a éprouvés ont favorisé leur développement, qui a coïncidé avec l'époque de sa vie où il en a été le plus accablé (1).

J'ai immédiatement (11 avril 1853) pratiqué la cautérisa-

---

(1) Quoi qu'il en soit de cette opinion, je rappellerai que Mme C*** de Fribourg dont j'ai aussi communiqué l'observation à l'*Acad.* *des sci.* (sé. du 15 nov. 1852) attribuait aussi à des peines morales le développement de ses loupes.

tion linéaire sur cinq tumeurs d'abord, et sur les cinq autres le soir, ayant le soin de la faire double pour trois d'entre elles, qui avaient acquis un volume assez considérable pour qu'il fût nécessaire d'enlever un lambeau de cuir chevelu, ainsi qu'il a été fait pour cette même Mme C... dont je rappelais l'histoire à l'instant même. Ces cautérisations ont été répétées le même soir, et j'ai agi de même le 12, mais après avoir, à l'aide de la pointe acérée d'une lancette, légèrement intéressé la première escharre, ayant bien le soin de ne le faire que pour celles qui avaient déjà assez de profondeur pour ne pas craindre d'atteindre les parties vives.

Le 12 avril au soir (après avoir déjà fait trente-cinq applications de caustique), j'ai pu pratiquer, sans exciter aucune douleur, sans qu'il s'écoulât une goutte de sang, l'ablation avec un lambeau de cuir chevelu, d'une première tumeur formée par l'assemblage de trois loupes, dont une grosse comme un petit œuf de pigeon, et les deux autres, situées derrière celle-ci, du volume d'un gros pois. La plus grosse tumeur était située sur le point où la suture qui unit les deux pariétaux vient tomber sur celle qui joint ces deux mêmes os au coronal.

Le 13, ablation d'une quatrième loupe du volume d'un gros pois et située sur le pariétal droit, dans le voisinage de la suture écailleuse. Je continue de pratiquer de nombreuses cautérisations sur les sept tumeurs qui restent, en favorisant la pénétration du caustique soit en ramollissant les escharres à l'aide de petites frictions faites matin et soir avec la pommade de concombres, soit en incisant légèrement les tissus au fur et à mesure que le caustique les frappe de mort.

Quant à la douleur excitée par ces cautérisations si nombreuses faites simultanément et si souvent répétées, elle a été assez vive les 11 et 12 avril : ce dernier jour, elle a fait rougir le malade et a causé un peu d'agitation, qui a réagi sur la nuit, et celle-ci a été moins bonne que d'habitude. Mais les jours suivants, la douleur est devenue plus supportable, excepté toutefois pour une loupe assez volumineuse située sur l'occipital, et qui a toujours été fort sensible. Cette même loupe est la seule qui ait fourni à deux reprises un peu de sang (en tout la valeur d'un verre à liqueur) : la première fois en incisant l'eschare, la seconde au moment de l'ablation. J'ai attribué ces légères pertes de sang, qui n'auraient point eu lieu si j'avais pu agir plus lentement, à la présence d'une artériole fournie par l'occipitale externe et la sensibilité à la présence d'une ramification de la branche postérieure du second nerf cervical.

Le 14, je pratique l'ablation d'une cinquième loupe de la grosseur d'une belle noix et située sur la bosse pariétale gauche, ablation qui a lieu sans exciter la moindre douleur et sans provoquer le moindre écoulement de sang, quoique j'aie incisé l'eschare jusqu'au kyste, ce que j'avais pu faire en toute sécurité, vu l'état complet de désorganisation de la peau comprise entre les deux lignes de cautérisation.

Ces ablations de loupes qui se succèdent rapidement impressionnent le malade, agitent ses nuits, de sorte que je m'abstiens pendant vingt-quatre heures de toute cautérisation (il en a été pratiqué quarante-cinq jusqu'à ce jour). Je fais prendre en même temps quelques bains, et je prescris des pilules avec l'extrait aqueux de noix vomique.

Le 15 ; je procède encore aujourd'hui à l'ablation de deux loupes ; l'une située sur le pariétal gauche, près du sommet de la courbe que décrit la suture écailleuse, et l'autre sur la bosse pariétale du même côté. Ces deux loupes, qui sont chacune du volume d'une noix, ont été enlevées sans exciter ni douleur ni la moindre effusion de sang. Après cette ablation, je procède à la cautérisation des six dernières tumeurs.

Le 16, ablation d'une loupe du volume d'une petite amande située sur la même bosse pariétale, et, dans la même cavité, de deux autres petites loupes presqu'à l'état rudimentaire. Je cautérise en même temps, après légère incision, les deux loupes (toutes deux de manière à produire une perte de substance), du volume d'une très grosse noix, situées, l'une sur la bosse pariétale droite, la seconde sur la crête occipitale. C'est en incisant l'eschare de cette dernière que j'ai intéressé la petite artériole fournie par l'occipital externe, qui avait résisté à l'action du caustique, quoiqu'il eût tout désorganisé autour d'elle.

Le 17, ablation de deux grosses loupes avec perte de substance, du volume d'un petit œuf de pigeon, l'une située sur la bosse pariétale gauche, l'autre immédiatement au-dessous de la protubérance occipitale externe. Cette double ablation a eu lieu sans exciter la moindre douleur, malgré les adhérences des deux loupes, snrtout de la première, qui a fourni après l'extraction un demi-verre à liqueur de sang.

Le 19, je croyais avoir extirpé la veille toutes les loupes de M. L...; mais aujourd'hui, en le pansant, j'en ai encore enlevé une de la grosseur d'un petit pois, comprise dans la tumeur qui était située sur la ligne qui unit les deux pariétaux, et une dernière, du volume et de la forme d'un haricot, accollée à celle que j'avais antérieurement enlevée de la bosse pariétale gauche, mais bien distincte, puisqu'il a fallu agir d'abord sur la peau.

Depuis cette dernière ablation, j'ai journellement pansé les dix plaies que j'avais faites, tantôt en en rapprochant les bords avec des bandelettes agglutinatives, tantôt en réprimant les chairs à l'aide de cautérisations avec le nitrate d'argent, mais en ayant toujours soin de couper très ras les cheveux placés sur les bords des plaies. M. L... a pu quitter Paris le 4 mai ; mais toutes ses plaies ne furent complétement cicatrisées que le 9 juin suivant.

Ainsi j'ai pu chez ce malade enlever, du 11 au 19, *quatorze loupes*, en lui faisant dans cet intervalle de neuf jours *cinquante-trois cautérisations*, qui n'ont jamais fait naître la moindre apparence d'érysipèle, qui n'ont excité en définitive qu'une douleur fort modérée, malgré la grande impressionnabilité du malade. La perte de sang a été insignifiante, et elle eût été facilement nulle en se pressant moins. Le malade n'a pas gardé un seul jour la chambre, et il est venu chaque jour chez moi se faire cautériser d'abord, panser ensuite ; et quoiqu'il soit demeuré vingt-cinq jours à Paris, il eût pu à la rigueur en partir le 20 et n'y demeurer par conséquent que dix jours. Enfin le 9 juin, deux mois après le commencement du traitement (du 11 avril au 9 juin), M. L... m'annonçait sa guérison définitive.

Il est ensuite venu me voir le 15 juillet, et j'ai pu m'assurer que les cicatrices sont pour la plupart linéaires, peu visibles et facilement dissimulées par les cheveux. Quant à la quinzième loupe, qui a échappé à mes recherches, nous sommes convenus, M. L... et moi, d'attendre, pour en faire l'extraction, qu'elle ait acquis un volume appréciable.

J'aurais pu donner encore un grand nombre d'observations, ou semblables ou analogues aux deux qui précèdent ; mais j'ai vraiment craint d'ennuyer le lecteur en multipliant ainsi des exemples dont les détails finiraient par offrir la plus fastidieuse monotonie. Je terminerai donc ici ce premier mémoire ; mais dans une seconde publication je démontrerai tous les avantages et la parfaite innocuité de ma méthode appliquée à *l'ablation curative des lipomes* ou tumeurs graisseuses, des *tumeurs* ou *cancers fibro-plastiques* et des *tumeurs fibreuses* du sein.

FIN.

www.ingramcontent.com/pod-product-compliance
Lightning Source LLC
LaVergne TN
LVHW020544060726
842525LV00004B/1314